Maria Krapf

Günther Krapf

Autogenes Training

Springer-Verlag Berlin Heidelberg GmbH

Maria Krapf
Günther Krapf

Autogenes Training

Sechste, von Maria Krapf überarbeitete Auflage

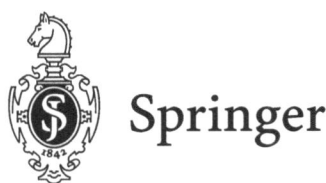 Springer

Dr. med. Maria Krapf
Dr. med. Günther Krapf †
Hiltensperger Str. 36
D-80796 München

Die 1. Auflage erschien 1973 im König Verlag, München, die 2. Auflage 1976 im J.F. Lehmanns-Verlag, München, die 3. Auflage 1980 im Springer-Verlag, Heidelberg

ISBN 978-3-540-20164-9

Die Deutsche Bibliothek – CIP-Einheitsaufnahme
Krapf, Maria, Krapf, Günther: Autogenes Training: – 5. und 6. von Maria Krapf überarb. Aufl. – Berlin ; Heidelberg ; New York ; London ; Paris ; Tokyo ; Hong Kong ; Barcelona ; Budapest : Springer, 2004
ISBN 978-3-540-20164-9   ISBN 978-3-642-18522-9 (eBook)
DOI 10.1007/978-3-642-18522-9

Dieses Werk ist urheberrechtlich geschützt. Die dadurch begründeten Rechte, insbesondere die der Übersetzung, des Nachdrucks, des Vortrags, der Entnahme von Abbildungen und Tabellen, der Funksendung, der Mikroverfilmung oder der Vervielfältigung auf anderen Wegen und der Speicherung in Datenverarbeitungsanlagen, bleiben, auch bei nur auszugsweiser Verwertung, vorbehalten. Eine Vervielfältigung dieses Werkes oder von Teilen dieses Werkes ist auch im Einzelfall nur in den Grenzen der gesetzlichen Bestimmungen des Urheberrechtsgesetzes der Bundesrepublik Deutschland vom 9. September 1965 in der jeweils geltenden Fassung zulässig. Sie ist grundsätzlich vergütungspflichtig. Zuwiderhandlungen unterliegen den Strafbestimmungen des Urheberrechtsgesetzes.

springer.de

© Springer-Verlag Berlin Heidelberg 1991, 1994, 2004

Die Wiedergabe von Gebrauchsnamen, Warenbezeichnungen usw. in diesem Werk berechtigt auch ohne besondere Kennzeichnung nicht zu der Annahme, daß solche Namen im Sinne der Warenzeichen- und Markenschutzgesetzgebung als frei zu betrachten wären und daher von jedermann benutzt werden dürften. Produkthaftung: Für Angaben über Dosierungsanweisungen und Applikationsformen kann vom Verlag keine Gewähr übernommen werden. Derartige Angaben müssen vom jeweiligen Anwender im Einzelfall anhand anderer Literaturstellen auf ihre Richtigkeit überprüft werden.

SPIN: 10945926   26/3020 – 5 4 3 2 1 0 – Gedruckt auf säurefreiem Papier

Vorwort zur 6. Auflage

Die ersten 4 Auflagen dieses Buches haben mein Mann Günther Krapf und ich gemeinsam geschrieben. Die 5. Auflage musste ich, nach seinem Tod 1992, allein überarbeiten; seitdem sind nun schon wieder mehr als 10 Jahre vergangen und eine Aktualisierung wurde notwendig.

Neben den allgemeinen Korrekturen habe ich im theoretischen Teil versucht, neue wissenschaftliche Erkenntnisse zu übernehmen und – obwohl auf diesem Gebiet noch viele Fragen offen sind – einen Exkurs in die Psychoendokrinologie und Psychoimmunologie gewagt. Es schien mir wichtig und regt vielleicht zum Nachdenken und in mancher Hinsicht zum Umdenken an.

So, wie ein Reisebuch über unbekannte Länder nie die Reise dorthin ersetzen kann, kann ein Buch über autogenes Training nur informieren, nie das Erleben vermitteln – ein Vergleich, den mein Mann in einem früheren Vorwort zog.

Für mich sind die Übungen des autogenen Trainings sehr viel mehr als nur eine Entspannungshilfe ... Ich sehe darin eine jederzeit abrufbare Möglichkeit zur inneren Sammlung und Innenwendung – also einen guten Gegenpol zu unserer schnellen und nach außen gerichteten Welt.

Mein besonderer Dank gilt Prof. Dr. Dr. h.c. Gerhard Barolin, Dr. Günther Bartl sowie meiner Tochter und Kollegin Julia Wigger-Numberger und nicht zuletzt Ina Hönicke für ihre hilfreiche und unersetzliche Mitarbeit bei der Erstellung des Manuskripts. Ich danke auch unseren Kursteilnehmern, von denen mein Mann und ich viel gelernt haben.

Maria Krapf
München, im Dezember 2003

Theoretischer Teil
– 1

Praktischer Teil
– 35

Inhaltsverzeichnis

Vorwort V

Theoretischer Teil

Die Polarität des Lebens 3

Stressauslöser und Stressreaktion 7

Entstehung und Entwicklung des
autogenen Trainings 11

Wie wirkt das autogene Training? 23

Wer kann das autogene Training erlernen? .. 29

Grenzen des autogenen Trainings 33

Praktischer Teil

Die Vorbereitung 37

Der Pendelversuch 41

Der Fallversuch 41

Die Haltung beim autogenen Training 42

Das Herausfinden des Übungsarmes 45

Die Ruhetönung 45

Die Zurücknahme 46

Die erste Übung (Schwere) 51

Störfaktoren 53

Die Einbildung 58

Das Üben zu Hause 59

Die Generalisierung 61

CD und Tonträger 62

Das Protokoll 63

Einige Bemerkungen zum Nachttraum 63

Die zweite Übung (Wärme) 64

Die Erinnerungsfähigkeit des Gewebes 66

Nicht jedes Üben ist gleich 68

Die Nackenwärme 69

Die Teilzurücknahme 70

Autogene Entladungen 71

Ein Versuch in der Badewanne 72

Aus der Anfangsphase des autogenen Trainings:
Der Analgesieversuch 72

Die »organismische Umschaltung« 73

Medikamente und autogenes Training 74

L'heure de l'apéritif 75

Die Sauna 76

Der Muskelkater 77

Nochmals: Die Generalisierung 77

Die Verkürzung 78

Unterschiedliche Realisierung von Schwere und
Wärme 79

Die dritte Übung (Atmung) 80

Das Erlebnis der Atmung 83

Über den Schmerz 88

Die vierte Übung (Herz) 94

Ergänzung der Herzübung 96

Das Terminerwachen 97

Die Gesichtsentspannung 97

Das nächtliche Zähneknirschen 99

»Probehandeln« – neue Erfahrungen 100

Die fünfte Übung (Leib) 102

Das Gedächtnis 106

Prüfungsängste 108

Die Konzentrationsfähigkeit 109

Störungen bei der Leibübung 110

Die sechste Übung (Kopf) 112

Resonanzdämpfung der Affekte 114

Das Kurztraining – wichtig *mit* Zurücknahme ... 117

Die Teilentspannung – *ohne* Zurücknahme 118

Urlaub und autogenes Training 119

Sport und autogenes Training 119

Formelhafte Vorsatzbildungen 123

Anregungen für intentionale Vorsatzbildungen 128

Anregungen für organspezifische Vorsatzformeln 132

Ausblick auf die Oberstufe des autogenen Trainings 139

Wesen der Oberstufe 140

Methodik der Oberstufe 144

Oberstufe nach J. H. Schultz 144

Modell 7-Wochenkurs 146

Modell Dauergruppe 150

Schlusswort 153

Literatur 155

Theoretischer Teil

Die Polarität des Lebens – 3

Stressauslöser und Stressreaktion – 7

Entstehung und Entwicklung
des autogenen Trainings – 11

Wie wirkt das autogene Training? – 23

Wer kann das autogene Training
erlernen? – 29

Grenzen des autogenen Trainings – 33

Die Polarität des Lebens

1

Yin und Yang

Lebt ein Mensch in einem Gleichgewicht zwischen Anspannung auf der einen und Entspannung auf der anderen Seite, so fühlt er sich wohl. Man spricht von einem ausgewogenen Menschen. So, wie auf den Tag die Nacht folgt, leben wir im Wachsein und im Schlafen. In der Arbeit spannen wir uns an, während wir uns in der Erholung lösend entspannen. Auf das Zusammenziehen des Herzens, seine Systole, folgt die Erweiterung, seine Diastole, und bei der Atmung erleben wir uns aktiv spannend im Einatmen und lösen uns passiv entspannend im Ausatmen.

Das chinesische Zeichen Yin Yang[1] stellt ein solches Symbol dar für die polaren Kräfte im kosmischen Geschehen, in das der Mensch harmonisch einbezogen ist. Es ist Sinnbild für dunkel und hell, Erde und Himmel, unten und oben, innen und außen, weiblich und männlich, um nur einige dieser sich ergänzenden Gegensätze zu nennen. Wir können darin eine Brücke finden vom Seelischen zum Körperlichen, von der Psyche zum Soma, vom Gefühl zum Intellekt. Das eine gehört untrennbar zum anderen und ist ohne das andere nicht denkbar. Der Mensch ist nicht nur eine Summe von Einzelzellen, sondern ein beseelter Organismus.

Begegnen wir einem ausgeglichenen oder ausgewogenen Menschen, so haben wir einen harmonischen Eindruck von ihm. Das Wort Harmonie stammt aus dem griechischen »Harmonia« und bedeutet so viel wie »Fügung«. Es fügt sich also etwas aus Spannung und Entspannung zur Ganzheit. Leider pflegt dieser paradiesische Zustand der Harmonie nicht lange anzuhalten. Immer wieder wird das Gleichgewicht gestört: Wünsche und Ängste, Bedürfnisse von innen und Anforderungen von außen stören die Harmonie. Die Waagschale senkt sich nach der einen oder nach der anderen Richtung. Gelingt es, mit der Störung fertig zu werden, sie zu kompensieren oder auszugleichen, so kann das Gleichgewicht auf einer neuen Ebene wiederhergestellt werden. Dieser Vorgang benötigt eine bestimmte Zeit, die für jeden Menschen unterschiedlich ist. Auf die entsprechende Anspannung folgt wieder die lösende Entspannung.

In unserer Erziehung, in der Schule und später im Beruf haben wir alle sehr gut gelernt, wie wir uns spannen können. »Nimm dich zusammen«, »halt dich gerade«, »tu was«, »streng dich an« sind neben den vielen »du musst«, »du sollst«, »du

---

[1] In der Urbedeutung symbolisiert Yin das dunkle, passive, weiche, weibliche Prinzip; Yang bedeutet das helle, aktive, harte, männliche Prinzip.

darfst«, »du darfst nicht« zu wesentlichen Maximen des Lebens geworden. Zweifellos sind mit willensmäßiger Anspannung große Leistungen zu erzielen, und manche Menschen scheinen über gewaltige Kraftreserven zu verfügen. Hält die Spannung zu lange an, ist das Gleichgewicht gestört. Die andere Seite unseres Lebens kommt zu kurz: Über dem »Lernen der Spannung« haben wir verlernt, uns entspannend zu lösen.

Stressauslöser und Stressreaktion

Was spielt sich beim Vorgang Stress ab? –8

Entstehen von Stress

Viele Menschen geraten schon bei einem relativ geringfügigen Anlass aus dem Gleichgewicht, was in unserer Sprache beredten Ausdruck findet: »aus den Pantoffeln kippen«, »zusammenbrechen«, »in die Luft gehen«, »aus dem Häuschen sein«, bis hin zum »Verrückt-werden«, »Völlig-überdreht-sein« und »Rotieren«. Dies alles sind Zeichen einer Überspannung, einer Verkrampfung: Das Gleichgewicht ist gestört. Verkrampfung verbraucht mehr an vitaler Energie, unrationelle Arbeit führt zur Funktionseinbuße, zu rascher Erschöpfung und vorzeitiger Abnutzung.

Diese Vorgänge erfuhren durch Selye unter dem Begriff des Stress eine eingehende Bearbeitung. Ursprünglich wurde dieser Begriff von ihm als »Leistungsteigernde Anpassung an körperliche oder psychische Belastungen« definiert, Stressoren rufen die Stressreaktion hervor (beides wird weiterhin als Stress bezeichnet). Stressverursacher sind große körperliche Anstrengungen wie auch plötzliche Erkrankungen, Operationen, Furcht, Schmerz, Lärm, Mobbing oder Ängste aller Art (psychosozialer Stress).

Was spielt sich beim Vorgang Stress ab?

Hier folgt ein kleiner Exkurs in die Neurophysiologie: Länger andauernder, belastender »unkontrollierter« Stress beeinflusst die Organe des Körpers und den Stoffwechsel. Über den Mandelkern (Amygdala) und den Hypothalamus, die unterste Partie des Zwischenhirns und durch Aktivierung des Sympathikus wird bei Stress, Angst und anderen Emotionen über komplizierte Mechanismen das Stresshormon Kortisol vermehrt freigesetzt. Dies beeinflusst das Zentralnervensystem und zwar die neuronalen Netzwerke unseres »emotionalen« Gehirns.

Kontrollierbarer, kurzdauernder, »dosierter« Stress (früher Eustress genannt), bewirkt keine gesundheitlichen Schäden und kann als Stimulus einer vermehrten Weiterentwicklung (Plastizität) unseres Gehirns gesehen werden.

Nicht zu bewältigender chronischer Stress frustriert und macht Menschen hoffnungslos, hilflos und depressiv. Durch Vermehrung des Stresshormons Kortisol wird auch die Immunabwehr geschwächt.

Gleichgewicht gestört

Wird das Gleichgewicht immer wieder gestört, antwortet der Mensch mit Unruhe und Nervosität. Er kommt mit sich selbst und seiner Umwelt, seinen privaten und beruflichen Anforderungen nicht mehr zurecht. Aus der Disharmonie entwickelt der Mensch Ängste – er reagiert unangepasst, aggressiv oder depressiv. Es kommt zu psychoreaktiven Erscheinungen.

Bekommt jemand bei einem aufregenden Erlebnis Herzklopfen, ist dies normal: Es wird als psychosomatische Reaktion bezeichnet, die rasch wieder abklingen kann. Das Gleichgewicht ist wieder hergestellt.

Führt jedoch eine seelische Störung zu anhaltender krankhafter Veränderung im körperlichen Bereich, so sprechen wir – wie bereits detailliert dargestellt – von einer psychosomatischen Erkrankung. Dies zeigt sich zunächst »funktionell« (z. B. Magenkrämpfe vor einer Prüfung). Häufige Funktionsstörungen können jedoch – und dies kann nicht oft genug betont werden – zu organischer Schädigung führen (Beispiele: Magengeschwür, bestimmte Formen des Herzinfarkts und vieles mehr).

Auch die kleinen Unstimmigkeiten und Kränkungen des täglichen Lebens sind es, die den Menschen belasten und ihn krank machen:

❗ »Was kränkt, macht krank!«

»Es sind die Maulwurfshügel, über die wir stolpern – und nicht die hohen Berge«, sagt ein chinesisches Sprichwort.

Entstehung und Entwicklung des autogenen Trainings

Methodik –16
Einüben oder Wiederfinden von Urvertrauen –17
Die Macht der Gedanken – was wirkt im autogenen Training? –18
Wahrnehmung der körperlichen Abläufe –19
Über Gefühle sprechen –19
Überschießende Affekte –20
Zunahme des Konzentrationsvermögens und der Merkfähigkeit –21
Schmerzlinderung durch Akzeptanz – bis hin zur Auflösung –21
Möglichkeiten zur Selbstbestimmung durch formelhafte Vorsatzbildungen –22
Vertiefte Innenschau –22

Die ersten Anfänge der Methode gehen etwa auf das Jahr 1909 zurück. Damals fielen *J. H. Schultz* in Selbstdarstellungen und Protokollen hypnotisierter Versuchspersonen eigenartige körperliche Erscheinungen auf. Übereinstimmend berichteten die Versuchspersonen von Gefühlen der Schwere und der Wärme, verbunden mit wohliger Behaglichkeit. Nach dem Versuch fühlten sie sich körperlich erfrischt und erholt.

Zum besseren Verständnis seien an dieser Stelle einige Worte über die Hypnose eingefügt. Das Wort »Hypnos« kommt aus dem Griechischen und bedeutet »Schlaf«, und genau das ist es nicht. Es ist ein Sonderzustand zwischen dem Schlaf und dem Wachsein, ein partieller Schlaf und ein partielles Wachsein. Dabei kommt es zu einer Senkung und Einengung der Bewusstseinslage (*Langen*). Die Hypnose als eine Sonderform der Suggestivbehandlung gehört zu den symptomorientierten und stützenden Verfahren der Psychotherapie.

Bereits um die Jahrhundertwende hatte *Oskar Vogt*, ein Lehrer von *J. H. Schultz*, den Vorgang der Hypnose sehr treffend definiert: Hypnotisieren heißt, einen Menschen zu einer autohypnotischen (selbsthypnotischen) Umschaltung anzuleiten. Dazu gehört die Bereitwilligkeit des zu Hypnotisierenden. Daraus

> Bereitwilligkeit des zu Hypnotisierenden

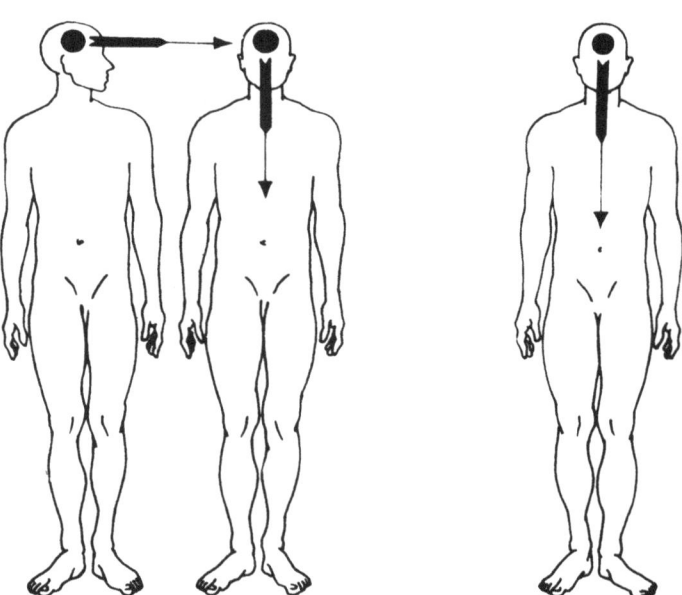

Abb. 1a, b. a Fremdhypnose. Das Wort des Hypnotiseurs leitet zur selbsthypnotischen Umschaltung an und führt zum Hypnoid. **b** Autogenes Training. Die gedankliche Vorstellung führt zur organismischen Umschaltung.

geht hervor, dass es nicht möglich ist, jemanden gegen seinen Willen zu hypnotisieren.

Das Wort »Hypnose« ist bei vielen Menschen mit falschen Vorstellungen verknüpft: Entlocken von Geheimnissen, narkoseähnliches Ausschalten des Bewusstseins, Unterwerfung unter fremden Willen (Jahrmarkthypnose!); selbst der antiquierte Magnetismus oder irgendwelche Wellentheorien werden aufgewärmt und verfestigen das Vorurteil mancher Menschen. Das Ziel der fachgerecht durchgeführten ärztlichen Hypnose liegt in der *Entspannung*, einer tiefgreifenden *Beruhigung*, und damit einem Abbau innerer Unruhe- und Angstzustände.

Hieraus folgerte *J. H. Schultz* in genialer Weise: Wenn bei einem Menschen die autohypnotische Umschaltung durch das Wort des Hypnotiseurs erfolgt und damit der Sonderzustand des Hypnoids erreicht wird, muss es auch möglich sein, diesen Zustand durch eine gedankliche Vorstellung des Menschen selbst herbeizuführen (◘ Abb. 1, grob vereinfachtes Schema). Damit war der erste Ansatz auf dem Weg zur »Selbstentspannung« gefunden. Das autogene Training entstand also aus Beobachtungen, die *J. H. Schultz* an hypnotisierten Versuchspersonen gemacht hatte.

Entstehung des autogenen Trainings

Am 3. März 1926 berichtete er in einem Vortrag in der Medizinischen Gesellschaft in Berlin erstmals öffentlich über seine neue Methode, die er damals »autogene Organübungen« nannte. 1927 bezeichnete er sie als »rationalisiertes autosuggestives Training«, bis dann im Jahr 1928 erstmals der Name »Autogenes Training« auftauchte.

Von *H. Binswanger* übernahm *J. H. Schultz* ein Jahr später den Begriff »konzentrativ« (1929), der sodann als Untertitel in seinem grundlegenden Werk »Das Autogene Training – konzentrative Selbstentspannung« (1932) auftauchte. Er wählte den Begriff »konzentrativ«, um den *autogenen* Charakter der spezifischen Selbstumschaltung hervorzuheben und zu unterstreichen – im Gegensatz und als klare Abgrenzung gegen die Bezeichnung »heterosuggestiv« (= fremdsuggestiv). Gelegentlich wird das Wort »konzentrativ« missverstanden und fälschlicherweise mit »konzentriert« (abgeleitet von Konzentration) verwechselt, was zu Irrtümern führen kann. Es ist empfehlenswert, für »konzentrativ« die Bezeichnung »gesammelt« und für »konzentrative Selbstentspannung« »gesammelte Aufmerksamkeit« einzusetzen.

Das grundlegende Werk von *J. H. Schultz* »Das Autogene Training – konzentrative Selbstentspannung« erschien 1932 und hat mittlerweile über ein Dutzend Auflagen erlebt. Es wurde in sechs Sprachen übersetzt und löste einige tausend Veröffentlichungen in den medizinischen Fachzeitschriften aus. Von 1969 bis 1973 veröffentlichte W. *Luthe* (Montreal) das sechsbändige Werk »Autogenic Therapy«, in dem er in ausgedehnten und exakten Untersuchungen die wissenschaftliche Grundlage verbreiterte.

Patient übernimmt Eigenverantwortung

Es ist damals etwas sehr Wichtiges geboren worden: der mündige Patient, der in Eigenverantwortung selbständig mitarbeitet. Im Gegensatz dazu stand der von seinem Therapeuten abhängige Patient. In der Hypnosetherapie älteren Stils spielte diese Abhängigkeit eine entscheidende Rolle. Eine entscheidende Wendung in der Arzt-Patient-Beziehung!

Die Zahl der »Nervösen«, die in Behandlung kommen, nimmt zu. Die Angaben schwanken zwischen 30 und 40 Prozent. Etwa ein Drittel aller ärztlich verordneten Medikamente sind Schlafmittel und Tranquilizer – bequeme Seelentröster unserer Zeit. Wenn die in der Werbung und auf Packungsprospekten verkündeten Wirkungen zuträfen, müsste sich langsam seelische Gesundheit ausbreiten. Das ist aber keineswegs der Fall, wie der zunehmende Konsum an diesen Mitteln beweist.

Tranquilizer können zwar für den Augenblick eine gewisse Entspannung und Erleichterung bringen. Sie haben jedoch Nebenwirkungen, die bekanntlich »echte« Wirkungen sind. Außerdem können sie – auf Dauer eingenommen – zu einer Medikamentenabhängigkeit und zu gesundheitlichen Störungen führen. Den hinter einer sog. Nervosität oder Schlafstörung stehenden Konflikt lassen sie unberücksichtigt, sie sind mehr oder weniger ein Trostpflaster, das eine vorübergehende Erleichterung verschafft. Selbstverständlich kann die moderne Medizin auf die medikamentöse Hilfe, die die sog. Psychopharmaka bieten, nicht verzichten. Es soll hier nur gegen die unkritische und leichtfertige Verschreibung und den ausschließlichen und gedankenlosen Verbrauch bzw. Missbrauch von Medikamenten Stellung genommen werden.

Es ist daher verständlich, wenn Ärzte und ihre funktionell gestörten Patienten sich nach anderen Möglichkeiten umsahen. Eine solche Möglichkeit bietet sich mit dem autogenen Training an.[2]

---

[2] Die »Deutsche Gesellschaft für ärztliche Hypnose und autogenes Training e.V.« hat es sich zur Aufgabe gemacht, die mit der Methode arbeitenden Ärzte zusammenzufassen und in Kursen und auf Kongressen weitere Ausbildungsmöglichkeiten für interessierte Kollegen anzubieten.

Mit ihm kann eine wesentlich tiefer greifende Entspannung und Beruhigung erzielt werden. Darüber hinaus können im autogenen Versenkungszustand Möglichkeiten für eine bessere Konfliktbewältigung gefunden werden. Beispiele dieser Art werden im praktischen Teil näher erläutert.

Neben seinem therapeutischen Ansatz in der Krankenbehandlung findet das autogene Training zunehmende Bedeutung als vorbeugende Maßnahme in der Psychohygiene. *Grundsätzlich aber muss betont werden, dass das tiefenpsychologische Potenzial des autogenen Trainings zu wenig Beachtung findet.*

In den vergangenen Jahren ist eine Reihe von Büchern und Veröffentlichungen erschienen, die in unkritischer Weise und in mehr oder weniger verhüllter Form die Methode zum Selbststudium anbieten. Hier stimmen alle Kenner des autogenen Trainings überein, dass niemand im Selbstunterricht die Methode zuverlässig erlernen kann. Welche unangenehmen Folgen ein unkontrolliertes Einüben nach sich zu ziehen vermag, zeigt Folgendes:

Gefahren des Selbstunterrichts

> **Fallbeispiel**
> Ein 60-jähriger Mann suchte wegen Rückenverspannungen einen Orthopäden auf. Nachdem medikamentöse Behandlung und physikalische Therapie ohne Erfolg geblieben waren, riet ihm ein Arzt: »Machen Sie mal ein bisschen autogenes Training!« Der Patient versuchte es nach dem Übungsheft von *J. H. Schultz* und erlernte rasch die Übungen der Schwere und der Wärme. Schon nach kurzer Zeit traten während des Trainings im Liegen schmerzhafte Verkrampfungen in beiden Armen auf, die auch nach der (vermutlich ungenügenden) Zurücknahme bestehen blieben. Nach 14 Tagen traten diese schmerzhaften Muskelverspannungen bereits auf, sobald sich der Patient hinlegte. Er bekam Schlafstörungen und wandte sich an einen ärztlichen Kollegen. Jener lehrte ihn das autogene Training im Sitzen, mit dem »Erfolg«, dass der Patient nach zwei Trainingsstunden auch nicht mehr sitzen konnte. Jetzt konnte er also weder liegen noch sitzen. Er befand sich in einem panikähnlichen Zustand: Die Worte »Schwere und Wärme« waren für ihn der Auslöser geworden für das Auftreten höchst schmerzhafter muskulärer Verkrampfungen. Es bedurfte einer Therapie von 20 Stunden, um diese fehlerhafte Programmierung zu löschen.

Die Kommunikation mit dem Gruppenleiter suchen

Der geschilderte Verlauf mag ein Einzelfall sein, bei dem sich die Fehlentwicklung auf dem Hintergrund einer neurotisch präformierten Persönlichkeit abspielte. Trotzdem ist vor einem unkontrollierten Selbsteinüben des autogenen Trainings noch einmal ausdrücklich zu warnen. Die Kontrolle und die Aussprache mit einem mit der Methode vertrauten Therapeuten sind notwendig, um Fehlhaltungen und gesundheitsschädigende Einstellungen zu vermeiden. Dies weiß jeder, der einmal an einem Gruppenkurs teilgenommen hat. Zum Erlernen des autogenen Trainings gehört neben der Information und dem Selbsterlebnis die Aussprache mit dem Gruppenleiter. Erst in dieser Aussprache kann sich die Wirkung des autogenen Trainings voll entfalten. Ein Buch kann informieren, aber man kann sich mit ihm nicht aussprechen. Es beantwortet und deutet nicht die jeweilige persönliche Problematik.

Jeder autogen Trainierende entwickelt nach einiger Zeit sein eigenes, individuelles Training, das sich entsprechend seiner Persönlichkeit spezifisch gestaltet, wie auch jeder Mensch seine eigene Handschrift hat. Es ist daher verständlich, dass sich diese »Handschrift« auch in den Veröffentlichungen der einzelnen Autoren ausdrückt.

Methodik

Entspannungsvorgänge erfühlen und erleben

Das Wort »autogen« kommt aus dem Griechischen. »Autos« bedeutet »selbst« und »genos« heißt »entstehen«. Es entsteht also etwas aus dem Selbst. »Training« kommt von trainieren, sprich: üben, d. h. der Übende sollte jeden Tag etwas dafür tun – also *üben, üben, üben.*

Was geschieht im autogenen Training? Was kann es dem Übenden geben? Was kann er davon erwarten? Und wie wirkt es?
- Durch Einengung des Bewusstseins auf die körperlichen Entspannungszeichen entsteht das »Hypnoid«, d. h. der hypnoseähnliche Versenkungszustand.
- Auf die körperliche Entspannung folgt die seelische Entspannung im Sinne der Leib-Seele-Einheit.
- Wichtig ist dabei die Hinwendung von Fühlen und Erleben auf die körperlichen Entspannungsvorgänge.

Nach I. H. Schultz bedeutet dies
- Außenreizverarmung (Distanzierung),
- Monotonie (monotone Wiederholung der Formeln) und
- innere Einengung und Sammlung auf das körperliche Geschehen.

Dies sind die Voraussetzungen für die organismische Umschaltung, d. h. der vegetative Funktionswandel vom Leistungs- (ergotrop) zum Erholungszustand (trophotrop) zugunsten des Parasympatikus.

Einüben oder Wiederfinden von Urvertrauen

In einer frühkindlichen Phase der menschlichen Entwicklung wächst aus einer guten Mutter-Kind-Beziehung etwas, das »Urvertrauen« genannt wird. *Balint* sprach dabei von »primärer Liebe«. Akzeptiert die Mutter das Kind, so gewinnt dieses damit die Fähigkeit, sich selbst zu mögen und als vertrauenswürdig zu empfinden. Ein Mensch kann sich nur mögen, wenn er einmal gemocht worden ist. Dies ist eine wichtige Voraussetzung für Selbstsicherheit und Lebensfreude.

Im Grunde genommen bedeutet autogenes Training ein Einüben in dieses Urvertrauen oder ein Wiederfinden des Urvertrauens – und damit auch des Selbstvertrauens, um Stärkung und Erholung zu finden. Es geht dabei um Gefühlserlebnisse, wie sie in der Nähe des guten mütterlichen Schoßes erlebt werden konnten. Es handelt sich demnach um eine Rückkehr in eine frühe Phase, eine »Regression im Dienste des Ich«, wie es *Kris* 1952 genannt hat.

Ausbildung des Urvertrauens

»Der Mangel an *Wärme* und/oder *Rhythmus* auf verschiedenen Ebenen und/oder an *Konstanz* verhindert oder hemmt die Ausbildung jenes Urvertrauens in einer frühen Phase der psychischen Entwicklung des Menschen« (*Bartl* 1982). Ein Defizit in diesem frühen Bereich in Form z.B. einer wenig verfügbaren und in ihrer Art instabilen Bezugsperson kann zu einer nachhaltigen Beeinträchtigung in der seelischen Entwicklung und zu mehr oder minder schwerwiegenden psychischen und/oder psychosomatischen Störungen im späteren Leben führen.

Das Erfahren von Wärme, Rhythmus und Konstanz ist demnach eine wesentliche Basis bei der Entwicklung eines gesunden

Ur- und Selbstvertrauens. Im autogenen Training wird versucht, sich dieser Basis von Wärme, Rhythmus und Konstanz wieder anzunähern und Defizite in diesem Bereich aufzufüllen oder auszugleichen.

Die Macht der Gedanken – was wirkt im autogenen Training?

Neue Erkenntnisse in der Psychoendokrinologie und Psychoimmunologie haben gezeigt, dass Gedanken und Gefühle Einfluss auf körperliche Abläufe nehmen können. Genauso ist es möglich, dass körperliches Wohl bzw. Missempfinden in komplexer Wechselwirkung auch das Mentale beeinflusst.

Denkvorgänge und Gefühlszustände, auch Erfahrungen, die in der Kindheit gemacht wurden und im späteren Leben weiterwirken – alles hinterlässt funktionelle, eventuell feinstrukturelle Veränderungen im Gehirn und kann mit den neuen bildgebenden Verfahren PET-Scanning (Positronenemissionstomographie) und fMRI-Methode (funktionelle Kernspintomographie) sichtbar gemacht werden. Diese Verfahren haben es zum ersten Mal möglich gemacht, dem Gehirn beim Denken gewissermaßen »zuzuschauen«, also festzustellen, welche Teile der Hirnrinde bei bestimmten kognitiven Prozessen aktiv sind (s. *Rüegg* 2003).

Allein dadurch, dass ein Mensch mit einem anderen spricht, kommt es zu einer Veränderung der so genannten neuronalen Netzwerke. (Diese »Plastizität« bleibt übrigens bei entsprechendem mentalen Training bis ins hohe Alter erhalten.) Selbst die Immunabwehr kann entscheidend verbessert werden – und durch die Vermittlung von Zuversicht und Hoffnung können selbst schwere Erkrankungen günstig beeinflusst werden. Schon *Balint* hat auf die Wichtigkeit des Arztgespräches hingewiesen, das ermutigend und empathisch geführt, von großer heilender Wirkung sein kann.

Es zeigt sich somit, dass Worte und Gedanken, Suggestionen und Autosuggestionen synaptische Strukturen verändern und dass so Erkrankungen beeinflusst werden können (*Rüegg* 2003).

Diese Gedanken sind nicht ganz neu. In dem Briefwechsel zwischen Kant und Hufeland (1790) findet sich der bemerkenswerte Satz:

Wie man mit der Macht seines Gemütes durch den bloßen Vorsatz seiner krankhaften Gefühle Meister werden kann.

Diesen Satz kann man nach heutigem Wissensstand fortsetzen: »Auch Krankhaftes im Körper meistern.« In diesem Sinn ist auch autogenes Training zu sehen.

Wahrnehmung der körperlichen Abläufe

Die quergestreifte (willkürliche) Muskulatur unterliegt unserem bewussten Willen, während die glatte (unwillkürliche) Muskulatur vom vegetativen (autonomen Nervensystem) gesteuert wird. Das autogene Training ermöglicht es – bis zu einem gewissen Grade – auch der vegetativ gesteuerten, glatten Muskulatur Impulse zu geben, z. B. im Sinne einer vermehrten Durchblutung oder Entkrampfung – allerdings nicht willentlich, sondern über den Weg der absichtslosen Vorstellung.

Wahrnehmung des Körpers und des Gefühls

Über Gefühle sprechen

Daneben scheint ein weiterer Punkt von wesentlicher Bedeutung: viele Menschen sind sich in gewissen Situationen nicht klar über ihr Gefühl. Sie haben verlernt – oder auch nie gelernt (!), es zu zeigen, noch weniger darüber zu sprechen. Der autogen Trainierende lernt stufenweise am eigenen Körper etwas wahrzunehmen, zunächst die Wahrnehmung von Schwere oder von Wärme – und er spricht darüber. Er lernt einer körperlichen Empfindung nachzuspüren, sie einzuordnen und zu benennen. Ganz unmerklich und häufig, ohne dass ihm der Übergang bewusst wird, spricht er neben seinem körperlichen Erleben eine Stimmung – ein *Gefühl* aus.

    Diese neugewonnene Fähigkeit zur Darstellung und zum Aussprechen eines eigenen Gefühls macht den Übenden kommunikativer, nicht nur mit sich selbst, sondern auch mit den Menschen in seiner Umgebung. Mit anderen Worten: es macht ihn freier und sicherer in seinen zwischenmenschlichen Beziehungen. Genaueres und detailliertes Abfragen motiviert die Teilnehmer und verbessert die Einstimmung auf die nächste Übung.

Überschießende Affekte

Mit Hilfe des autogenen Trainings kommt der Übende zu einer größeren inneren Ruhe und Gelassenheit. Er findet damit Erholung. Aus der Ruhe heraus kann er mit sich selbst besser umgehen: er ist »freundlicher« zu sich selbst geworden – eine wesentliche Voraussetzung für den Umgang mit anderen Menschen. Darüber hinaus hat das autogene Training einen ausgesprochenen »Entmüdungseffekt«, d. h. der Trainierende fühlt sich nach einer Übung von wenigen Minuten frischer und ausgeruhter. Er kann sich besser konzentrieren.

Entwicklung neuer Fähigkeiten

Unter Affekten werden Emotionen verstanden, die fühlbar oder sichtbar werden. Beim autogenen Training kommt es zu einer Resonanzdämpfung. Hierbei wird zunächst das Körperliche angesprochen: durch Absenken eines eventuell erhöhten Tonus der Muskulatur kommt es zu einer Resonanz (= Mitschwingen) im seelischen Bereich: der Mensch wird ruhiger. Unkontrollierte Affekte wie z. B. Wut oder Ärger können abgebaut werden. Man nennt diesen Vorgang »Resonanzdämpfung der Affekte« (*Schultz* 1987). Kraft hat dies noch treffender ausgedrückt: es kommt zu einer Resonanzdämpfung *überschießender* Affekte.

> **Ein Nebenergebnis: Leistungssteigerung durch Wegfall störender Affekte**

In den Berichten autogen Trainierender spielt die Verbesserung sportlicher Fähigkeiten durch Harmonisierung muskulärer Bewegungsabläufe oftmals eine große Rolle. Und in der Tat: Es besteht kein Zweifel darüber, dass mit Hilfe des autogenen Trainings bei den verschiedensten Sportarten bessere Ergebnisse bis hin zu Höchstleistungen erzielt werden. In diesem Zusammenhang sei an die Ozeanüberquerung Lindemanns erinnert. In seinem Buch »Überleben im Stress« beschreibt er die Überquerung des Ozeans im Jahr 1956 in 71 Tagen mit einem Ein-Mann-Faltboot. Er stand diese Spitzenleistung nur mit Hilfe des autogenen Trainings durch. Seine Darstellung der Methode ist demnach entsprechend leistungsbezogen.

Hier soll nochmals betont werden, dass Leistungssteigerung nicht als direktes Ziel des autogenen Trainings, sondern eher als ein willkommener Zusatzgewinn angesehen wird. Die Leistungssteigerung entsteht im Wesentlichen durch den Wegfall störender Affekte: Wenn ich gelassen und ruhig bin, kann ich konzentrierter arbeiten, ohne mich zu verspannen oder zu verkrampfen.

❗ Autogenes Training ist kein Leistungssport.

Zunahme des Konzentrationsvermögens und der Merkfähigkeit

Unter Konzentrationsvermögen sei hier die Fähigkeit zur Sammlung für die Aufnahme neuer Gedächtnisinhalte verstanden, während Merkfähigkeit definiert werden kann mit der Speicherung früher aufgenommener Gedächtnisinhalte.

Letztere ist mit der Möglichkeit zur Reproduktion, das heißt der Wiedergabe solcher »engrammierter« Inhalte, eng verknüpft (*Rüegg* 2003).

Längeres, regelmäßigeres Üben vorausgesetzt, kann das autogene Training beide Vorgänge nachhaltig günstig beeinflussen, eine Wirkung, die auch von Examenskandidaten geschätzt wird. Dies wird im praktischen Teil näher erklärt.

Schmerzlinderung durch Akzeptanz – bis hin zur Auflösung

Hierbei handelt es sich nicht nur um das bloße Verdrängen eines Schmerzes. Es bedeutet vielmehr ein Auflösen des Schmerzes in sich selbst. Der erlebnismäßige Charakter und damit die innere Einstellung zur Verletzung und zum Schmerz wird dabei nachhaltig verändert.

Es kommt zu einer Veränderung der Schmerzschwelle wie sie in ähnlicher Weise von der Heterohypnose her bekannt ist. Das Schmerzerlebnis wird affektiv gedämpft, mit anderen Worten: es wird gewissermaßen seines »affektiven Angstmantels« entkleidet. Ein ähnlicher Ablauf ist häufig bei Schlafstörungen anzutreffen.

Besserer Umgang mit Schmerz

Möglichkeiten zur Selbstbestimmung durch formelhafte Vorsatzbildungen

Erweiterte Möglichkeiten

Bei gewissen Störungen im körperlichen und/oder im seelischen Bereich können bestimmte Vorsätze erfolgreich in den Ablauf des autogenen Trainings eingeblendet werden. Durch diese sogenannten formelhaften Vorsatzbildungen vermag der Übende *seinem* Training einen ganz persönlichen, individuellen Akzent zu geben. Diese Vorsätze zielen einmal auf eine Normalisierung funktionell gestörter Organfunktionen, zum anderen reichen sie vom Abbau »dummer Angewohnheiten« bis hin zur Arbeit am Charakter. Das mentale und das körperliche beeinflussen sich wechselseitig. (Siehe auch Abschnitt »Macht der Gedanken«.)

Vertiefte Innenschau

Diese vertiefte Innenschau leitet über zu einer weiteren Stufe des autogenen Trainings, zu der sogenannten »Oberstufe«. Darüber wird in einem besonderen Kapitel berichtet. Hierbei wird die bildhafte Ausformung gedanklicher Vorstellungen (ähnlich dem Erleben im Nachttraum) angestrebt und kann sodann nach tiefenpsychologischen Gesichtspunkten bearbeitet werden.

Dass derartige »Oberstufenerlebnisse« *spontan* bereits in der Grundstufe auftreten können, wurde anhand verschiedener Protokolle nachgewiesen.

Wie wirkt das autogene Training?

Zurück zu den Stressfolgen: Ist ein Mensch gereizt oder nervös, so wird er unruhig. Die innere Unruhe kann sich zu einem Spannungsgefühl steigern, wodurch er gestört, also eingeengt wird. Es kommt zu einem Gefühl der Enge, das Angst auslösen kann; Enge und Angst sind zwei Worte, die nicht nur in der deutschen Sprache eine nahe Verwandtschaft haben. Dieser verhängnisvolle Mechanismus Unruhe – Spannung – Enge – Angst stellt einen geschlossenen Kreis dar, der immer wieder durchlaufen wird. Aus ihm gerät der Mensch in einen Zustand der Überspannung und Verkrampfung, der sich zur inneren Panik und Blockierung steigern kann, oder er reagiert je nach Veranlagung und Umwelteinflüssen mit Aggression (er wird wütend und ausfallend) oder mit Depression (er resigniert und wird traurig). Schließlich kann ein »Symptom« entstehen, d.h. er bekommt Kopfschmerzen, Schlafstörungen, Herz- und Atembeschwerden, Beschwerden im Bereich des Magen-Darm-Trakts usw. Mit anderen Worten: Die innerseelischen Spannungen äußern sich in körperlichen Beschwerden, die unter dem Begriff der psychosomatischen Störungen und Krankheiten bereits erwähnt wurden.

Wirkung des autogenen Trainings

Die Wirkung des autogenen Trainings besteht – wie bereits detailliert dargestellt – darin, eine Spannung abzubauen, zu entspannen. Dadurch löst sich die Unruhe zugunsten einer sich ausbreitenden inneren Ruhetönung, die Angst wird schwächer und

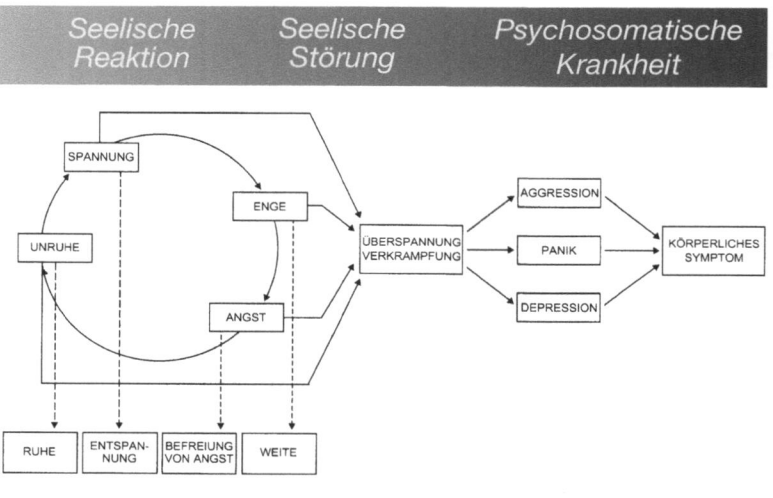

Abb. 2. Wirkungsweise des autogenen Trainings

schwindet, und aus der Enge wird eine gelöste Weite – das alles entsteht »durch die gedankliche Vorstellung«.

Zur Veranschaulichung diene das Modell in ◘ Abbildung 2: Je verankerter im Somatischen, um so schwieriger gestaltet sich die Einübung des autogenen Trainings. Auf der anderen Seite ist mit geringeren Widerständen zu rechnen, je weniger fixiert eine innerseelische Reaktion oder Störung ist, was durch die stärkere oder schwächere Schraffierung darzustellen versucht wurde.

Die im autogenen Training immer wieder erlebte Distanzierung soll ◘ Abbildung 3a und b veranschaulichen.

Steht man unmittelbar vor einer 200 Meter hohen Wand im Gebirge und schaut hinauf (Abb. 3a), so sieht man keine Möglichkeit der Bewältigung. Entfernt man sich 200 Meter, so steht die Wand (das Problem) zwar objektiv noch in gleicher Größe da. Von dem neuen Standpunkt aus bietet sich jedoch subjektiv ein anderes Bild (Abb. 3b). Die Wand wird für den Betrachter überschaubarer, sie »erdrückt« ihn nicht mehr. Es bieten sich Möglichkeiten der Bewältigung an, z.B. ein Weg, der hinauf- oder um die Wand herumführt.

Stressabbau durch Distanzierung

Ähnlich ist es beim autogenen Training: Es ermöglicht, die Probleme gewissermaßen aus einer anderen Perspektive zu betrachten und dadurch im innerseelischen Bereich und in der Außenwelt neue Lösungen ins Auge zu fassen. Es ist also eine distanzierende Methode. Die Distanzierung führt zu Stressabbau, wodurch die Fähigkeit der besseren Problembewältigung wächst.

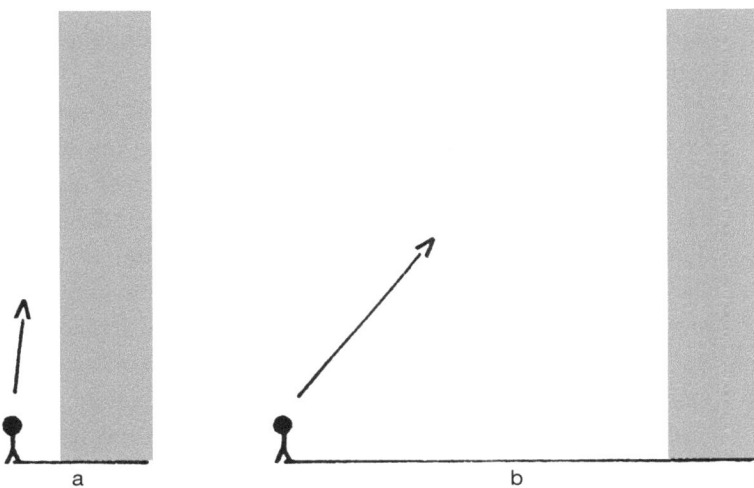

◘ **Abb. 3.** Die im autogenen Training erlebte Distanzierung

J. H. Schultz berichtet über eine Unterhaltung, die er mit *Sigmund Freud* hatte: »Bei unserer ersten Begegnung blickte Freud mich prüfend an und sagte: ›Sie glauben doch nicht, dass Sie damit heilen können?‹ Worauf ich erwiderte: ›Keinesfalls, aber ich meine doch, dass man wie ein Gärtner Hindernisse wegräumen kann, die der echten Eigenentwicklung im Wege stehen!‹ – ›Dann werden wir uns schon verstehen!‹ erwiderte Freud.«

Es ist reizvoll, diesen Gedanken weiter zu verfolgen: Wenn man als Gärtner das Laub wegrecht, das auf dem Weg liegt, können auch einmal Steine (Probleme) zum Vorschein kommen und auf diese Weise einer direkten Bearbeitung zugängig werden.

Das Auffinden – und die Beseitigung – eines solchen Problemsteines im Verlauf eines autogenen Gruppentrainings zeigt folgendes Fallbeispiel:

> **Fallbeispiel**
> Eine 26-jährige Teilnehmerin spürte die Grundübungen der Schwere und der Wärme nur recht unvollkommen. Der Widerstand war nicht zu übersehen. Als auch die dritte Übung, die Atmung, nicht realisiert werden konnte, berichtete die Teilnehmerin in einem Einzelgespräch, dass ihr in letzter Zeit beim Zusammensein mit anderen Menschen die Atmung erhebliche Schwierigkeiten bereite. Sie fühle sich dadurch beunruhigt, dass sie in einer Gruppe immer mehr Luft einatmen müsse, als sie ausatmen könne. Durch diesen Ausatmungsstau gerate sie unter Druck, und die auftretenden Spannungen setzten sich in Aggressionen um, die sie an den ersten Übungsabenden auch recht deutlich demonstrierte.
> Zur Biographie: Als Kind einer evangelischen Familie in einem Ort mit katholischer Bevölkerung besuchte sie eine katholische Schule und war hier das einzige evangelische Kind. Von einer der Lehrerinnen wurde sie als Ketzerin bezeichnet, und die anderen Kinder wurden vom Spielen mit ihr abgehalten.
> Damit stand sie außerhalb der Gruppe. Auf diesen Ausschluss reagierte sie mit Übelkeit und Erbrechen vor jedem Schulgang. Auf dem Heimweg lief sie mit gesenktem Kopf und ohne nach rechts und links zu schauen schnell ins Elternhaus, das ihr als Insel der Geborgenheit erschien. Nach zwei Jahren wurde die Lehrerin versetzt. Als das Kind nun mit den Anderen spielen durfte und damit von der Gruppe angenommen war, hörten

Sich traumatisierender Situationen bewusst werden

Wie wirkt das autogene Training?

Übelkeit und Erbrechen auf. Aber noch heute, wenn die Patientin ihre Eltern in jenem Dorf besucht, ertappt sie sich dabei, wie sie mit gesenktem Kopf und ohne nach rechts und links zu schauen, schnellstens nach Hause läuft.

Die Atemstörung trat erstmals auf als sie 18-jährig in einer ähnlich strengen Institution tätig war wie damals in der Schulzeit. Auch hier mussten Vorschriften strengstens eingehalten werden, das Zeigen von Gefühlsregungen war verpönt. Sie fügte sich, schied jedoch nach einem Jahr aus.

Nach längerem Üben konnte sie einen ihr zunächst nicht bewussten Zusammenhang zwischen damals und heute erkennen. Die Störung der Atmung war zwar noch nicht völlig behoben, hatte sich aber ganz wesentlich gebessert.

Störungen werden reduziert

Wer kann das autogene Training erlernen?

Es besteht kein Zweifel, dass die meisten Menschen in der Lage sind, autogenes Training zu erlernen. Je »normaler«, d. h. je weniger neurotisch ein Mensch ist, umso leichter fällt ihm die Methode. Ursprünglich hatte Schultz das autogene Training als eine Methode zur Behandlung von Hochdruckkranken konzipiert. Sehr bald jedoch stellte sich heraus, dass das Anwendungsgebiet viel größer war und bis zur Vorbeugung von Krankheiten, also zur Prophylaxe, reichte. Heute steht ein ganzer Katalog der verschiedensten Störungen seelischer und körperlicher Art zur Verfügung, bei denen autogenes Training erfolgreich eingesetzt wird. Es vermag »*Gesundes zu stärken und Ungesundes zu mindern oder abzubauen*« (*Schultz* 1987). Es ist in diesem Sinne eine echte Lebenshilfe!

Wichtige Vorbedingungen

Um das autogene Training zu erlernen, bedarf es einiger Vorbedingungen:

1. Ein Grundmaß an Intelligenz. Da es sich um einen Stoff handelt, der lernend und übend vermittelt wird, muss der Betreffende über eine gewisse intellektuelle Einsichtsfähigkeit verfügen können. Dies dürfte bei Kindern etwa ab dem 8.–10. Lebensjahr der Fall sein. Versuche vor diesem Zeitpunkt sind nicht erfolgversprechend. Eine klar geschriebene und praxisnahe Darstellung »Autogenes Training mit Kindern« veröffentlichte *Kruse* (1980, 1988). Bei Erwachsenen besteht die Möglichkeit bis ins hohe Alter, sofern nicht eine Einschränkung der Hirnfunktion eine echte Kommunikation verhindert. Die älteste Patientin, die erfolgreich trainierte, war 80 Jahre alt.
2. Motivation: Dazu gehört der eigene Antrieb, etwas zu unternehmen. Steht ein Zwang im Sinne eines »du musst« oder »du sollst« dahinter, z. B. bei Beeinflussung durch Angehörige, ist diese Eigenentscheidung gemindert und kann das Erlernen des autogenen Trainings gefährden oder einschränken. Ein für Schulklassen obligatorisch eingeführtes Training ist deshalb wenig sinnvoll. Möchte jemand das autogene Training aus eigenem Antrieb erlernen, so spricht man von einer guten Motivation. Gut motiviert sind fast stets Menschen, die einen Leidensdruck haben. Sie wollen die Störungen ihres Wohlbefindens beheben oder sich für eine bevorstehende Bewährungssituation wappnen. Fehlt die Motivation oder wird gar ein anderer Grund vorgeschoben, ist ein Versuch sinnlos. Dies zeigt das folgende Beispiel, wo die Einübung des auto-

genen Trainings abgelehnt werden sollte: Ein junger Mann kommt mit seiner Verlobten in die Sprechstunde. Es stellt sich heraus, dass er sich von seiner Verlobten trennen möchte, und sie zur Erleichterung des Abschiedsschmerzes zum autogenen Trainings drängt. Von Seiten des Mädchens besteht zwar Leidensdruck, aber keinerlei Interesse. Ohne echte Motivation ist autogenes Training nicht sinnvoll!

3. Vertrauen: Eine wichtige Voraussetzung ist das gegenseitige Vertrauen zwischen dem Therapeuten und dem Teilnehmer. Der Einzelne muss sich allerdings auch in der Gruppe wohlfühlen.
4. Stetigkeit: Um die Übungen zu realisieren, ist eine gewisse Ausdauer und Stetigkeit notwendig. Es handelt sich ja um ein übendes Verfahren. In den angeführten Punkten finden sich die Grundvoraussetzungen wieder: Wärme, Rhythmus und Konstanz.

Grenzen des autogenen Trainings

Freie Verfügbarkeit muss vorhanden sein

Da die freie Verfügbarkeit über wesentliche Persönlichkeitsanteile eine notwendige Voraussetzung ist, kann das autogene Training erfahrungsgemäß von jenen Menschen nicht realisiert werden, denen diese freie Verfügbarkeit nicht zu Gebote steht. Dies ist der Fall bei Psychosen (Erkrankungen aus dem schizophrenen Formenkreis, Zyclothymie), Schwachsinn, schweren Angst- und Zwangsneurosen, ferner bei der ausgesprochen hysterischen Neurose sowie bei Persönlichkeitsstörungen. Auch bei körperlichen Erkrankungen treten Schwierigkeiten auf, ebenso in akuten Krisensituationen. Eine hochfieberhafte Lungenentzündung z.B. verhindert die Durchführung des Trainings ebenso wie eine starke emotionale Belastung, beispielsweise der Tod einer nahestehenden Person.

Ganz allgemein kann man sagen: je aktueller und subjektiv belastender ein Problem ist, umso schwieriger gestaltet sich das Einüben des autogenen Trainings.

Eine wichtige Anmerkung für Gruppenleiter: Bei Patienten mit organischen Erkrankungen, Herz-, Stoffwechsel- und anderen chronischen Leiden muss der Ablauf der Übungen besonders exakt kontrolliert werden, bei Kreislauferkrankungen beispielsweise durch regelmäßige Blutdruckkontrolle. Diese Patienten benötigen einen erfahrenen Therapeuten, der u.U. bestimmte Übungen behutsam und einfühlsam zu modifizieren weiß. Einzelheiten über diese Modifikationen würden den Rahmen dieses Buches sprengen; in den Kapiteln des »praktischen Teils« wird verschiedentlich darauf eingegangen.

Praktischer Teil

Die Vorbereitung – 37

Die Übungen – 49

Formelhafte Vorsatzbildungen – 123

Ausblick auf die Oberstufe des autogenen Trainings –139

Schlusswort – 153

Die Vorbereitung

Der Pendelversuch –41
Der Fallversuch –41
Die Haltung beim autogenen Training –42
Das Herausfinden des Übungsarmes –45
Die Ruhetönung –45
Die Zurücknahme –46

Individuelle Unterweisung oder Gruppentraining?

Unabdingbare Voraussetzung zum Erlernen und Einüben des autogenen Trainings ist die fachliche Leitung durch einen in der Methode ausgebildeten Arzt. Erfolgt die Unterweisung durch einen Nichtarzt, so sollte er sich auf jeden Fall der Rückendeckung durch einen Arzt versichern, mit dem er möglicherweise auftretende Schwierigkeiten, unter Umständen umgehend, besprechen kann. Ein großer Vorteil – nicht nur für den Arzt, sondern auch für den einzelnen Teilnehmer – besteht darin, dass das autogene Training neben der individuellen Unterweisung auch in der Gruppe gelehrt werden kann. Die Entscheidung darüber, ob einzeln oder Gruppe, wird in dem vorbereitenden Einzelgespräch mit dem jeweiligen Patienten in gemeinsamer Übereinkunft getroffen.

In diesem vorbreitenden Gespräch[3] lernt der Arzt die Persönlichkeit des Patienten und sein Symptom kennen. Er kann daraus Rückschlüsse auf die dahinter liegende Problematik ziehen. Handelt es sich um einen Menschen mit einer fest eingefahrenen Symptomatik, wird man sich für die Einzeltherapie entscheiden – sofern das autogene Training in diesem Fall überhaupt die Methode der Wahl ist. Der Vorzug der Einzelbehandlung mit dem autogenen Training besteht darin, dass neben der methodischen Unterweisung genügend Zeit für die Bearbeitung des aktuellen Problems bleibt.

Diese Möglichkeit ist bis zu einem gewissen Grade auch in der Gruppe gegeben, sie ist hier jedoch begrenzter. Dagegen übt die Gruppe auf den einzelnen eine Verstärkerwirkung aus, wie im Folgenden noch zu sehen sein wird: Er lernt leichter. Die Größe der Gruppe ist unterschiedlich: Man unterscheidet die Kleinstgruppe (Arzt und Patient), die Kleingruppen (8-10 Teilnehmer) und die größeren Gruppen (30, 40 oder mehr Teilnehmer). Letztere informieren, sind aber keine Therapie. In unserer Praxis haben sich als therapeutisch am wirkungsvollsten die Kleingruppen mit bis zu 10 Teilnehmern bewährt, die sich 6- bis 7-mal in Abständen von 7 bis 14 Tagen für die Dauer einer Doppelstunde treffen. Die Gruppen sind gemischt, d.h. sie umfassen weibliche und männliche Teilnehmer. Sie sind geschlossen, d.h. eine Gruppe bleibt während eines ganzen Übungskurses konstant. Es kommen also stets dieselben Teilnehmer zusammen. Sie sind zwischen 17 und etwa 80 Jahre alt und werden nach Möglichkeit

---

[3] Wichtig ist das Erheben einer biographischen Anamnese nach neurosepsychologischen Gesichtspunkten.

so zusammengestellt, dass sich kein Gruppenmitglied »allein« fühlt.

Die Stimmung in einer Gruppe bewegt sich anfangs im Allgemeinen zwischen einer gewissen inneren Spannung, Zweifel und erwartungsvoller Skepsis. Die meisten Teilnehmer haben vom autogenen Training schon etwas gelesen oder gehört, sicherlich nicht nur Positives. Häufig können sie sich nicht viel darunter vorstellen. Hinzu kommt, dass manche erst einmal die »Psycho-Barriere« übersteigen müssen, da ja die seelische Störung und alles, was mit dem Wörtchen »Psycho-« zusammenhängt, immer noch verdächtig ist und als nicht ganz gesellschaftsfähig gilt.

Zwischen Zweifel und erwartungsvoller Skepsis

Am Beispiel eines Gruppenkurses lässt sich Erlernen und Einüben des autogenen Trainings am einfachsten darstellen. Jetzt wird versucht, den Verlauf einer solchen (therapeutischen) Gruppe zu schildern, wie sie sich in der Praxis bewährt hat. Eingestreute Falldarstellungen sollen das Gesagte illustrieren und verdeutlichen.

Beispiele aus der Praxis
Es hat sich als nützlich erwiesen, jeder neuen Gruppe zu Beginn zwei »Spielregeln« mitzuteilen, wie sie *R. Cohn* für ihre Methode der »Themenzentrierten Interaktion« (TZI) in der Gruppe aufgestellt hat. Diese Spielregeln sind oft hilfreich und fördern die Kommunikation:

1. Jede Störung hat Vorrang. Fühlt sich ein Teilnehmer in irgendeiner Form gestört, sei es, dass er ungünstig sitzt oder etwas nicht richtig oder nicht genügend versteht oder dass seine Gedanken abschweifen und er unkonzentriert ist, so soll er solche Missempfindungen nicht unterdrücken oder beiseite schieben, sondern sie mitteilen. Beschäftigt sich nämlich ein Teilnehmer mit einer Störung, ohne sie anzusprechen, so ist er nicht mehr am Gruppengeschehen beteiligt. Es wird daher zuerst versucht, die Störung zu bearbeiten oder aufzulösen.

Das Aussprechen von negativen oder störenden Gefühlen soll möglichst unmittelbar und unkonventionell erfolgen. Jeder Teilnehmer hat das Recht, den Gruppenleiter an jeder Stelle zu unterbrechen und seinem Unbehagen Ausdruck zu verleihen.

2. Die Ich-Form. Da in der Gruppe jeder Teilnehmer nur über seine eigenen Gefühle und Wahrnehmungen berichten kann, ist es verständlich, dass er sich dabei der »Ich-Form« bedienen soll.

Im gleichen Moment, in dem er »wir« sagt oder, wie es häufig geschieht, das Wort »man« verwendet, zieht er sich zurück und wird in seiner Aussage unpersönlich.

Werden diese beiden Grundregeln von der Gruppe akzeptiert und beachtet, wird ein positives und konstruktives Klima erzeugt, das für den Erfolg wesentlich ist.

Abbau von Spannung führt zur Entspannung

J. H. Schultz hat das autogene Training aus seinen Beobachtungen bei der Hypnose entwickelt. Diese Tatsache sollte in der ersten Stunde erwähnt werden. Es sollte hinzugefügt werden, dass die Hauptwirkungen sowohl der ärztlichen Hypnose als auch des autogenen Trainings zum einen die *Entspannung* und zum anderen die *Befreiung von Angst* sind. Mit anderen Worten: Abbau von Spannung führt zur Entspannung im somatischen, d.h. körperlichen Bereich. Parallel zu der Entspannung der Muskeln kann im seelischen Bereich Unruhe schwinden, die auch als Vorstufe von Angst verstanden werden kann. Später kommen weitergehende Gesichtspunkte hinzu.

Das autogene Training ist – wie der Name *autogen* sagt – stumm, d.h. es wird in völligem Stillschweigen geübt. Es bedient sich lediglich der gedanklichen Vorstellung – wie schon öfters erwähnt. Die didaktische Vermittlung einer stummen Methode ist nur durch umschreibende Erklärungen möglich.

Es ist eine Unsitte mancher Übungsleiter, die Übung begleitend vorzusprechen, in der Meinung, damit die Lernphase zu beschleunigen und abzukürzen. Sie verlassen jedoch damit den *autogenen* Boden der Selbstentwicklung und des Auffindens eines eigenen Rhythmus. Sie stellen damit heterosuggestiv (fremdsuggestiv) ein Hypnoid her, mit anderen Worten: sie führen eine Hypnose durch.

Gefühle sind in Familien oftmals tabuisiert

Der Übende erlebt – an sich selbst vollziehend – Wahrnehmungen der Schwere und der Wärme und er ist gehalten, nach der Übung darüber zu sprechen, das Erlebte zu verbalisieren. Oftmals kommt es – zunächst von ihm selbst noch unbemerkt – über das Aussprechen dieser Wahrnehmungen zu einer Mitteilung von Gefühlen. Was sehr wichtig ist: Denn in vielen Familien wird nicht über Gefühle geredet.

Jedes Wort hat eine Wirkung. Jeder Gedanke bzw. jede gedankliche Vorstellung ist ein Wort von mir an mich selbst und muss somit ebenfalls eine Wirkung haben. Lacht ein Mensch ohne ersichtlichen Grund vor sich hin, so wird er vermutlich an irgend etwas Lustiges gedacht haben: Seine gedankliche Vorstellung von etwas Lustigem bewirkt das Lachen.

Der an dieser Stelle eingeschaltete Pendelversuch ist zur bildhaften Verdeutlichung hilfreich.

Der Pendelversuch

Ein Pendel, bestehend aus einem 20 cm langen Faden, an dessen Ende ein kleiner fester Gegenstand (Knopf, Kugel o.a.) befestigt ist, wird von dem Übenden mit Daumen und Zeigefinger erfasst. Der Teilnehmer soll dabei möglichst entspannt sitzen und die Hand nicht bewegen. Er wird aufgefordert, sich auf die zunächst noch ruhig hängende Kugel zu konzentrieren und sich – mit geschlossenen oder offenen Augen – auf eine Bewegungsrichtung einzustellen, z.B. vor und zurück oder links und rechts. (Es geht auch kreisförmig, längs-oval oder quer-oval.) »Automatisch« (= unwillkürlich, unbewusst) beginnt die Kugel in der vorgestellten Richtung zu schwingen. Einige Sekunden nach dem Einschwingen des Pendels in eine bestimmte Richtung wird der Übende aufgefordert »umzudenken«, also z.B. von vor-zurück auf links-rechts. Die Kugel macht sodann einige charakteristische Bewegungen, die willentlich (also bewusst) nicht nachahmbar sind, bevor sie sich auf die neue Richtung (in unserem Beispiel links-rechts) einstellt. Für die meisten Teilnehmer sind die Bewegungen des Pendels überraschend, weshalb die Überzeugungskraft dieses Versuches groß ist. Dies kann verbal unterstrichen werden:

»Bloßes Denken« führt zu einer materiellen Veränderung im Körpergeschehen, mit anderen Worten: Jeder Gedanke bzw. jede gedankliche Vorstellung hat die Tendenz, sich durchzusetzen (siehe theoretischer Teil).

Gegen jeden Gedanken gibt es jedoch einen Widerstand, also eine Kraft, die dem Gedanken zuwiderläuft. So ist Kritik jeder Art, auch die Eigenkritik, ein Widerstandsphänomen. Diesen Widerstand kann man mit einem weiteren einfachen Versuch illustrieren:

Der Fallversuch

Die Gruppe wird aufgefordert, aufzustehen und sich mit geschlossenen Füßen in möglichst lockerer, entspannter Haltung so hinzustellen, dass die Waden den dahinter stehenden Sessel oder die Bank leicht berühren. Die Teilnehmer werden gebeten, die Augen zu schließen und sich einige Sekunden lang möglichst intensiv vorzustellen: »Ich falle rückwärts.«

Wirksamkeit im Gruppengeschehen ist intensiver

Die meisten Gruppenmitglieder zeigen ein leichtes Schwanken, sehr selten kommt es vor, dass sich jemand tatsächlich nach rückwärts in den Sessel fallen lässt. Schwankungen beinhalten mindestens zwei Bewegungen: auf die Bewegung nach hinten (= der Gedanke hat die Tendenz, sich durchzusetzen) folgt eine leichte Bewegung nach vorn (= der Widerstand gegen den Gedanken des Rückwärtsfallens, infolge der gleichzeitigen Vorstellung, man könnte sich beim Fallen weh tun). Dieses Schwanken tritt meist als Vorwärts- und Rückwärtsbewegung, gelegentlich auch als seitliches Schwanken auf. Wieder: Impuls-Widerstand!

Diese *beiden einleitenden Versuche* bewähren sich nicht nur in der Gruppenarbeit, sie sind auch in der Einzelunterweisung nützlich. Es scheint jedoch kein Zweifel daran zu bestehen, dass die Wirksamkeit im Gruppengeschehen intensiver ist. Nach den Versuchen kommt es zu lebhaften Gesprächen und Interpretationen. Die Gruppenmitglieder ziehen untereinander Vergleiche, es beginnen die ersten »Interaktionen«.

Der aufmerksame Gruppenleiter wird bereits jetzt aus diesen beiden ersten Grundversuchen eine Reihe von nützlichen Beobachtungen und Erfahrungen für die weitere Arbeit ziehen können. Beim Pendelversuch beispielsweise pflegen Rechtshänder und umgestellte Linkshänder das Pendel in die rechte Hand zu nehmen. Beim Fallversuch ist Vorsicht geboten bei Patienten mit Gleichgewichtsstörungen.

Die Haltung beim autogenen Training

Zur Durchführung der Übungen ist es als erstes erforderlich, eine bequeme Haltung einzunehmen. Dazu bietet sich an

Übung im Liegen

1. das Liegen,
2. das Sitzen in einem bequemen Stuhl,
3. das Sitzen auf einem Hocker (Droschkenkutscherhaltung).

Zu 1: Meist wird das Liegen als am Angenehmsten empfunden. Der Übende liegt dabei auf dem Rücken mit nebeneinander liegenden Beinen, wobei die Fußspitzen leicht nach auswärts fallen. Die Arme liegen leicht abgewinkelt neben dem Körper, die Handflächen zeigen nach unten. Der Lagerung des Kopfes sollte besondere Aufmerksamkeit geschenkt werden: Entweder liegt der Kopf flach oder er bekommt als Unterlage ein Kissen oder eine Nackenrolle. Die Augen sind während der ganzen Übung geschlossen.

Als recht bequem wird beim Liegen eine leichte Unterstützung der Kniekehlen durch eine darunter geschobene Deckenrolle oder ein kleines Kissen empfunden. Die Unterstützung der Kniekehlen bringt einmal den Bandapparat beider Kniegelenke in eine optimale Entspannungshaltung. Zum anderen bewirken die etwas angehobenen Oberschenkel ein besseres und breiteres Aufliegen der Lendenwirbelsäule auf der Unterlage. Dies wird ganz besonders von all jenen Personen als angenehm empfunden, die zu einem Hohlkreuz neigen.

Zu 2: Das Sitzen in einem Lehnstuhl mit Kopf- und Armstützen ist eine weitere bequeme Haltung. Die Füße stehen nebeneinander, die Kniegelenke bilden einen Winkel von etwas mehr als 90 Grad und fallen leicht nach außen, wodurch die Oberschenkelmuskulatur gut entspannt ist. Die Hände liegen locker auf den Armstützen oder auf den Oberschenkeln. Der Kopf ist an die Kopfstütze angelehnt.

<small>Die eingenommene Haltung als angenehm empfinden</small>

Welche der beiden Haltungen (Liegen oder Sitzen) bevorzugt wird, ist für das Ergebnis unerheblich: es kommt lediglich darauf an, dass der Übende sich wohl fühlt und die eingenommene Haltung als angenehm empfindet.

Nicht immer jedoch ist eine Gelegenheit zum Liegen oder zum bequemen Sitzen vorhanden; dann besteht die Möglichkeit, eine dritte Haltung einzunehmen, die *J. H. Schultz* den Berliner Droschkenkutschern abgeschaut hat.

Zu 3: Bei der »Droschkenkutscherhaltung« setzt man sich gerade auf eine Bank oder einen Hocker. Die Fußsohlen berühren den Boden, die Knie fallen etwas auseinander, und die Kniegelenke bilden einen etwas mehr als rechter Winkel. Das gerade Sitzen wird am besten dadurch erreicht, dass der Oberkörper leicht vor- oder rückwärts bewegt wird, bis die »Mitte« gefunden ist. Der Kopf befindet sich dann in einer senkrechten Linie über dem Gesäß. Nach einem leichten Auspendeln der Arme rechts und

<small>Ohne Couch oder Lehnstuhl geht es auch</small>

links fallen die Hände mit leichtem Schwung auf die etwas gespreizten Knie, so dass die Ellbogen in der Luft frei bleiben. (Nicht auf die Oberschenkel aufstützen!) Jetzt fällt der Rumpf in sich zusammen, so dass die Wirbelsäule einen »Katzenbuckel« macht. Dadurch hängt nunmehr der gesamte Oberkörper ohne jede Muskelspannung in den Bändern der Wirbelsäule. Schließlich fällt der Kopf leicht nach vorne, jedoch nicht zu weit, damit Muskelspannungen im Nacken vermieden werden.

Das autogene Training ist eine Methode des täglichen Lebens. Es muss daher eine Möglichkeit gegeben sein, auch ohne die häusliche Couch oder den Lehnstuhl zu üben. Die »Droschkenkutscherhaltung« ermöglicht es dem Übenden, auf dem Bürostuhl oder der Parkbank, auf jedem Hocker sein autogenes Training durchzuführen. Allerdings stellt sie keine ideale Haltung dar, und es soll nicht verschwiegen werden, dass sowohl Patienten mit dem recht häufigen »Nackensyndrom« (= schmerzhafte Verspannungen der Nackenmuskulatur) als auch Anfänger mit dieser Haltung gewisse Schwierigkeiten haben.

Übergänge zwischen den oben angeführten Haltungen sind selbstverständlich möglich.

Alles kann stören

Druck jeglicher Art ist einer Entspannung hinderlich, und es ist notwendig, sich mit den Übenden über die Vermeidung eines Druckgefühls sehr intensiv zu unterhalten. Es ist eine Tatsache, dass ein im Alltagsleben kaum als unangenehm empfundener Druck im Zustand des autogenen Trainings als außerordentlich störend wahrgenommen wird. Beengende Kleidung ist zu vermeiden, Kragen, Gürtel u.ä. sind zu öffnen bzw. zu lockern. Auch Kontaktlinsen, eine Brille, selbst zu fest geschnürte Schuhe können das autogene Training entscheidend stören. Vor der Übung sollte auch die Blase entleert werden. Der schlimmste Druck jedoch, unter dem wohl alle stehen, ist der Zeitdruck. Steht jemand unter Zeitdruck (»in 10 Minuten geht mein Zug, jetzt *muss* ich noch ...«) und versucht, seine Übung durchzuführen, so wird er wenig spüren. Einmal steht ein »muss« dahinter, und zum anderen ist es unmöglich, in einer an sich schon knappen Zeit noch zu üben.

Kann jedoch jemand von sich sagen: »Jetzt habe ich Zeit« oder: »Jetzt möchte ich gern mein autogenes Training machen«, dann ist eine wesentliche Voraussetzung für das Gelingen der Übung erfüllt. Grundsätzlich gilt:

Die Vorbereitung

- Weg vom »*Ich muss*« (Abbau von Über-Ich)
- Hin zum »*Ich möchte*« (Ich-Stärkung).

Genaueres über Zeit und Ort wie über Dauer und Anzahl der Übungen erfahren Sie später.

Das Herausfinden des Übungsarmes

❗ **»Der rechte (linke) Arm ist ganz schwer«**

Das autogene Training beginnt mit der Muskelübung, da die Muskelbewegung dem Menschen vertraut und im allgemeinen auch stets verfügbar ist. Die Grundidee dabei ist, sich nur auf einen begrenzten Teil des Körpers zu konzentrieren und zwar auf jenen Teil, der am Ich-nächsten ist, mit anderen Worten: zu dem eine kurze Verbindung besteht oder zu dem die »Leitung am kürzesten ist« (Ausspruch eines Patienten). Das ist beim Rechtshänder der rechte, beim Linkshänder der linke Arm.

Der erfahrene Gruppenleiter wird schon beim Pendelversuch einen ersten Überblick bekommen können, wer in der Gruppe Rechts- bzw. Linkshänder ist, je nachdem in welche Hand das Pendel genommen wird. Häufig sind »umgestellte Linkshänder« nicht sicher, welcher Arm bei ihnen der »Gebrauchsarm« ist. Hier verfährt man so, dass man ohne nähere Bezeichnung rechts oder links üben lässt mit dem Vorsatz »Der Arm ist ganz schwer«. Jener Arm, in dem sodann die Schwere festgestellt wird, ist der Übungsarm. Mit diesem Arm wird weitergeübt. Mit anderen Worten: Der Übende hat hier eine Frage an sein Unbewusstes gestellt und eine Antwort erhalten.

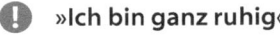
Gebrauchsarm definieren

An dieser Stelle wird der Übende aufgefordert, den Arm anzuheben, also zu spannen, und ihn anschließend fallen zu lassen, also zu entspannen. Dies ist eine ebenso einfache wie hilfreiche Demonstration: Der Arm liegt schwer auf der Unterlage.

Die Ruhetönung

❗ **»Ich bin ganz ruhig«**

Will sich ein Mensch zur Ruhe *zwingen*, erreicht er häufig damit genau das Gegenteil: er wird eher unruhig und verkrampft. Das

Gleiche gilt für das Einschlafen-*Wollen*: durch die vermehrte Aktivität des zielgerichteten, aktiven Denkens wird die innere, passiv-empfangende Haltung verhindert, die für ein Hineingleiten in den Schlaf unabdingbare Voraussetzung ist.

Der wesentliche Sinn ist die innere Ruhe, die auf dem Umweg über die Schwere des Armes und die weiteren Übungen erreicht werden kann. Dieses Geschehen sollte nicht als "Übung" missverstanden werden und auch nicht als Befehl, den sich der Übende selbst geben kann. Es ist ein Einstimmen auf eine Gefühlstönung, die sich im weiteren Verlauf dem Übenden "von selbst" öffnet. "Das Wesentliche an der Ruhetönung liegt im Atmosphärischen, auf das man sich einstimmt" (Hoffmann).

Innere Sammlung

An dieser Stelle ist es besonders für den Anfänger wichtig, die notwendigen Voraussetzungen für das Ruheerlebnis zu schaffen: bewusst lockeres Sich-hinlegen oder Sich-hinsetzen baut einen Teil der körperlichen Schranken und Barrieren ab und erleichtert das Hineingleiten in die gesenkte Bewusstseinslage. Eine weitere wichtige »Hilfe« ist die »innere Sammlung« (*J. H. Schultz*), d.h. die Distanzierung von störenden Einflüssen von außen und die Hinwendung auf das Innen, soweit dies auf der bewussten Ebene möglich ist.

Die Zurücknahme

Vor Beginn der ersten gemeinsamen Übung ist es noch erforderlich, die Gruppe auf einen ebenfalls wichtigen Punkt hinzuweisen: die sogenannte Zurücknahme. Sie beendet die Übung und ist in ihrer exakten Ausführung genauso wichtig wie die Anleitung, sich in das autogene Training hineingleiten zu lassen. Das Training verläuft sozusagen mehrgleisig: einmal auf dem körperlichen Sektor (Schwere), zum anderen auf dem seelischen Feld (Ruhe). Der Übende muss aus dem Zustand entspannter Gelöstheit und der Schicht des gesenkten Bewusstseins wieder zurückfinden in die normale Verfügbarkeit seiner Muskulatur, seiner Gliedmaßen und seines Bewusstseins. Dies geschieht stets in folgender Weise:

Die Vorbereitung

❗ 1. Arme fest,
   2. Atmung tief,
   3. Augen auf.

Zu 1: Es werden beide Hände so kräftig zur Faust geballt, dass die Knöchel weiß werden. Beide Unterarme werden zügig und kräftig gegen die Oberarme gebeugt. Diese Bewegung darf nicht als eine harte, krampfartige gymnastische Übung missverstanden werden, sondern soll lustvoll erlebte Rückkehr in die Spannung ausdrücken.

Zu 2: Durch zwei- bis dreimaliges tiefes Ein- und Ausatmen wird den Lungen mehr Sauerstoff zugeführt. Nach einigen Übungen finden die Gruppenmitglieder ihren eigenen Rhythmus der Zurücknahme, indem sie bei der Einatmung die Arme abbeugen und bei der Ausatmung ausstrecken.

Zu 3: Zu allerletzt werden die Augen wieder geöffnet. Der Augenschluss dient der Abschirmung optischer Eindrücke. Er hilft dem Übenden bei der Innenwendung.

Sehr zu Recht hat *Barolin* nachdrücklich auf den wichtigen therapeutischen Wert hingewiesen, der in einer kräftigen Zurücknahme liegt, und zwar ganz besonders für jene Menschen, die zu einem niedrigen Blutdruck neigen, morgens schlapp sind und schlecht aus dem Bett finden. Gerade für diesen Personenkreis kann die energische Zurücknahme einen sehr günstigen dynamisierenden und aktivierenden Effekt entfalten. Das Aufstehen fällt leichter.

Die Übungen

Die erste Übung (Schwere) –51
Störfaktoren –53
Die Einbildung –58
Das Üben zu Hause –59
Die Generalisierung –61
CD oder Diskette (Tonträger) –62
Das Protokoll –63
Einige Bemerkungen zum Nachttraum –63

Die zweite Übung (Wärme) –64
Die Erinnerungsfähigkeit des Gewebes –66
Nicht jedes Üben ist gleich –68
Die Nackenwärme –69
Die Teilzurücknahme –70
Autogene Entladungen –71
Ein Versuch in der Badewanne –72
Aus der Anfangsphase des autogenen Trainings: Der Analgesieversuch –72
Die »organismische Umschaltung« –73
Medikamente und autogenes Training –74
L'heure de l'apéretif –75
Die Sauna –76
Der Muskelkater –77
Nochmals: Die Generalisierung –77
Die Verkürzung –78
Unterschiedliche Realisierung von Schwere und Wärme –79

Die dritte Übung (Atmung) –80
Das Erlebnis der Atmung –83
Über den Schmerz –88

Die vierte Übung (Herz) –94
Ergänzung der Herzübung –96
Das Terminerwachen –97
Die Gesichtsentspannung –97
Das nächtliche Zähneknirschen –99
»Probehandeln« – neue Erfahrungen –100

Die fünfte Übung (Leib) –102
Das Gedächtnis –106
Prüfungsängste –108
Die Konzentrationsfähigkeit –109
Störungen bei der Leibübung –110

Die sechste Übung (Kopf) –112
Resonanzdämpfung der Affekte –114
Das Kurztraining – wichtig *mit* Zurücknahme –117
Die Teilentspannung – *ohne* Zurücknahme –118
Urlaub und autogenes Training –119
Sport und autogenes Training –119

Die erste Übung (Schwere)

> Der rechte (linke) Arm ist ganz schwer (etwa 6mal)
> Ich bin ganz ruhig (1mal)

Die Frage »Wie schwer ist eigentlich schwer?« klingt einfach, ist jedoch gar nicht so leicht zu beantworten.

Zur besseren Verdeutlichung hat sich an dieser Stelle der »Kästchenversuch« bewährt: Zwei Holzkästchen gleicher Länge und Breite (20 cm x 6 cm), von denen das eine 3 cm, das andere 6 cm hoch ist, stehen aufeinander. Das obere, kleinere ist mit Blei gefüllt und wiegt 1200 Gramm, das untere, größere ist leer und wiegt etwa 100 Gramm. Man lässt nun zuerst das obere Kästchen anheben und anschließend beide zusammen. Das Gewicht beider Kästchen zusammen wird regelmäßig leichter empfunden als das des oberen Kästchens allein, obwohl jeder vernünftige Mensch weiß, dass zwei Dinge nie leichter sein können als eines. Der Versuch ist immer wieder überraschend und für die demonstrative Verwendung zur Einführung in das autogene Training gut geeignet. Der Übende bekommt durch ihn einen Eindruck von der Wichtigkeit der Vorstellungskraft beim Menschen.

Beginn des Übens

Es handelt sich dabei um ein »kinästhetisches Phänomen« und nicht lediglich um eine optische Täuschung. Unter »Kinästhesie« versteht man die Fähigkeit des Menschen, Lage und Bewegungsrichtung von Körperteilen zueinander und in bezug zur Umwelt unbewusst zu kontrollieren und zu steuern. Man spricht auch von »Tiefensensibilität«. Beweis: Blinde reagieren bei dem Kästchenversuch genau wie Sehende.

Nach diesen einleitenden Demonstrationen und Informationen geht die Gruppe in die erste Übung, mit anderen Worten: sie geht von der intellektuellen Ebene des Verstandes in die Erlebnisebene des Gefühls. Bei der später folgenden zweiten Übung ist es dem einzelnen Übenden freigestellt, ob er im Liegen oder in einem bequemen Sessel üben möchte. Matten, Decken und Kissen liegen bereit.

Die Übungen fordern Stillschweigen

Die Übung selbst erfolgt in *völligem Stillschweigen*: Die Gruppe hat ihre Anweisung erhalten, und jeder Teilnehmer soll sich dabei die Schwere des Armes möglichst plastisch und bildhaft vorstellen. Manche Gruppenleiter bevorzugen ein Vorsprechen der Übung in der Gruppe, in der Meinung, auf diese Weise dem einzelnen eine bessere Hilfe zum Einstieg in das autogene Training anzubieten (siehe oben). Wer dies tut, muss sich jedoch darüber im klaren sein, dass dies kein *autogenes* Training mehr ist, sondern eine heterosuggestive Maßnahme.

> »Es ist unbedingt daran festzuhalten, dass immer in vollem Schweigen auch des Versuchsleiters geübt wird; sobald er ›vorspricht‹ oder ›nachhilft‹, ist das autogene Prinzip völlig aufgehoben« (*J. H. Schultz*).

Kursteilnehmer arbeiten mit

Ergänzend sei angefügt, dass Vorsprechen in der Gruppe oft als »Bevormundung« im wahrsten Sinne des Wortes empfunden und von einzelnen Teilnehmern gelegentlich direkt abgelehnt wird. Es scheint eher die narzisstischen Bedürfnisse des Gruppenleiters zu befriedigen, als den Kursteilnehmern weiter zu helfen.

Das autogene Training ist aufgebaut auf der einsichtigen Mitarbeit des Übenden. Es sollte deshalb versucht werden, nur Teilnehmer mit einer gewissen Ich-Reife oder Ich-Stärke aufzunehmen. Überall in der Psychotherapie gilt es als Grundprinzip, den zu Behandelnden so anzuleiten, dass er selbst etwas an sich und in sich tun kann. Eine Veränderung kann nur eintreten durch eigene persönliche Mitarbeit. Warum sollte dies gerade beim autogenen Training anders sein?

Wie wichtig das Üben in völligem Stillschweigen ist, mag folgende Beobachtung aus einer ersten Kursstunde illustrieren:

> **Fallbeispiel**
> Nach der ersten gemeinsamen Übung berichtet eine 30-jährige Teilnehmerin:
> »Merkwürdig, ich habe mich dauernd versprochen. Statt ›ich bin ganz ruhig‹ habe ich ständig gedacht ›ich bin ganz allein‹.«
> Frage des Therapeuten: »Sind Sie allein?«
> Die Teilnehmerin: »Ich bin ja gar nicht allein. Ich bin verheiratet und habe zwei Kinder.«
> Erneute Frage: »Vielleicht waren Sie einmal allein?« Darauf berichtet sie nach kurzem Nachdenken: »Ja, als ich vier Jahre alt war, ließen sich meine Eltern scheiden, und ich musste zu meiner Großmutter ziehen. Da ich mich dauernd mit anderen Kindern raufte, stellte mich meine Großmutter mit gefesselten Händen auf die Straße. Da war ich sehr allein!«

Durch einen Versprecher im autogenen Training wurde hier im nachfolgenden Gespräch eine frühe traumatische und belastende Situation erinnert und eine Bearbeitung ermöglicht.

Ein Vorsprechen der Übung hätte den Versprecher vermieden und damit das Hochkommen der Erinnerung an die Situation der gefesselten Hände verhindert.

Das schließt nicht aus, dass in der Einzelbehandlung mit dem autogenen Training die Übung vorgesprochen werden kann, mit anderen Worten eine Hypnose durchgeführt wird, besonders dann, wenn es aus äußeren Gründen notwendig ist, zu einem raschen Anfangsergebnis zu kommen. Diese äußeren Gründe können vielfältig sein, es sei hier nur an die Notfallsituation einer akuten Prüfungsangst erinnert.

Nach etwa 2 Minuten beendet die Gruppe die Übung mit der Zurücknahme. Nach der Aufforderung zu sagen, was jeder wahrgenommen hat, berichtet jeder Einzelne. Besonders wichtig: »Was haben Sie *nicht* gespürt und was hat gestört?« Durch die ausdrückliche Betonung der Frage nach *Nicht*-gespürtem und nach Störungen fühlt sich der einzelne besser angenommen und verstanden. Das führt zu einer Entlastung und ermutigt ihn zum Beispiel zu der Mitteilung: »Ich habe gar nichts gespürt, nur die Geräusche von der Straße haben mich furchtbar gestört!« Ohne dass es ihm dabei bewusst wird, kann sich bei ihm der Gedanke festigen, dass das autogene Training kein Leistungssport ist, von ihm nicht zu viel erwartet wird und das Aussprechen »negativer« Gefühle und Störungen vom Gruppenleiter akzeptiert wird.

Wahrnehmungen mitteilen

Diese Verfahrensweise scheint wichtig, um den gruppendynamischen Prozess zu aktivieren und damit zu einem fruchtbaren Gruppenklima zu gelangen.

Das nun folgende Gruppengespräch wird lebhaft, und für die Gruppenleiter bieten die Mitteilungen aus der Gruppe genügend Anhaltspunkte, um einige der wichtigsten Störfaktoren, ihre möglichen Ursachen und Wirkungen und ihre Überwindung in seminarähnlicher Form zu besprechen.

Störfaktoren

Die wichtigsten Störfaktoren, die im Allgemeinen als erstes angesprochen werden, sind:

> 1. Störgedanken,
> 2. Geräusche,
> 3. Erwartungsspannung, sich beobachten, „sich belauern"
> 4. Phänomen des entgegengesetzten Armes,
> 5. Schlucken, Jucken, Husten, Lidflattern.

Zu 1: Störgedanken: Es handelt sich hierbei um all jene Gedanken und Gedankensplitter, die die meisten Menschen an einer Konzentration auf ein bestimmtes Ziel hindern. Es sind dies Tagesreste aus unserem täglichen Leben, von Dingen, die wir eben erlebt haben, oder von solchen, die wir vor uns haben. Begebenheiten aus dem familiären oder beruflichen Leben.

> »Wir können nicht verhindern, dass die Gedanken wie schwarze Vögel über unseren Häuptern kreisen, aber wir können vermeiden, dass sie in unseren Haaren Nester bauen«, besagt ein chinesischer Spruch.

Störende Gedanken weiterziehen lassen

Die Teilnehmer sollten die Gedanken kommen lassen, ohne sich dagegen zu wehren, und sie weiterlaufen lassen, ohne sie festzuhalten, d.h. ohne sie zu bewerten. Spürt jemand ein Abschweifen seiner Gedanken, so sollte er sich wieder der Konzentration auf die Schwere des Armes zuwenden – jedoch ohne Ärger, ohne ein Schuldgefühl zu bekommen und ohne feststellen zu wollen, ob er gerade zum zweiten oder vierten Mal bei der Vorstellung »Der rechte Arm ist ganz schwer« angelangt war.

Selbstverständlich kann dies nur für Störgedanken allgemeiner Natur gelten; bei Problemgedanken mit ihrem affektiven Gehalt dagegen ist die Anwendung einer solchen Technik nicht nur nutzlos, sondern sie kann zu Aggressionen führen.

Zu 2: Geräusche: Es sollte sowohl im Übungsraum als auch zu Hause nach Möglichkeit dafür gesorgt sein, dass die Übungen in einem leicht abgedunkelten Raum ohne störenden Lärm durchgeführt werden. Diese Forderung ist besonders hinsichtlich der Geräusche bisweilen schwer zu erfüllen.

Das Geräusch des flutenden Straßenverkehrs wird im allgemeinen als weniger störend empfunden als ein plötzlich im Zimmer auftretendes Geräusch wie das Knacken der Dielen oder ähnliches. Als besondere Hilfe für den Übenden hat es sich bewährt, den Vorsatz in die Übung einfließen zu lassen: »*Geräusch(e) ganz gleichgültig*«

»Gleichgültig« bedeutet in diesem Zusammenhang Distanzierung: Besteht zu einem äußeren Geräusch ein größerer Abstand, stört es nicht mehr.

Störende Geräusche nehmen ab

Hierbei kommt es zu einem bemerkenswerten Phänomen: Anfangs wird der Übende durch diesen Satz in seiner Aufmerksamkeit auf das Geräusch direkt hingelenkt, aber schon nach einigen Tagen beginnt sich diese »formelhafte Vorsatzbildung« auszuwirken: Es kommt zu einem »Vollzugszwang«, d.h. das Geräusch wird dem Übenden tatsächlich gleichgültig. Die Bezeichnung »Vollzugszwang« scheint auf den ersten Blick dem Begriff »autogen« zu widersprechen. Sie geht auf *J. H. Schultz* zurück, der in Bezug auf das gesamte autogene Training von einem »erworbenen Vollzugszwang im normalen Seelenleben« sprach, der sich »tiefer und tiefer einwurzelnd im wahrsten Sinn des Wortes in Fleisch und Blut übergeht.« Diese Bezeichnung steht hier synonym für »automatisch« oder »von selbst«, s.a. Kapitel über formelhafte Vorsatzbildungen.

Unser Übungszimmer liegt an einer Hauptverkehrsstraße und ist nicht als ausgesprochen ruhig zu bezeichnen. Die Frage zu Beginn des Kurses, wer sich von den Geräuschen gestört fühlt, wird somit mindestens von der Hälfte der Teilnehmer bejaht. Wird die gleiche Frage nach zwei bis drei Wochen wieder gestellt, so melden sich meist nur noch einer oder zwei aus der Gruppe. Die Geräusche sind den Übenden weitgehend gleichgültig geworden. Das Nicht-mehr-gestört-werden durch Geräusche wird so für den einzelnen und auch für den Gruppenleiter geradezu ein Maßstab für den Übungsstand im autogenen Training.

Zu 3: Erwartungsspannung: Das Auftreten von Herzklopfen, Schwierigkeiten mit der Atmung u.a. sind häufig vorkommende Zeichen innerseelischer Spannungsgefühle. Neben der anfangs für viele Teilnehmer neuartigen Gruppensituation und der ungewohnten Haltung treten häufig Gedanken auf, die eine Erwartungsspannung ausdrücken: Mache ich das auch richtig? Werde ich dies überhaupt können? Werde ich mein Ziel erreichen? Bin ich nicht zu ungeschickt dazu? Solche und ähnliche nicht verbalisierte Gedankensplitter mögen hierbei eine Rolle spielen.

Autogenes Training geschehen lassen

An dieser Stelle scheint es wichtig, darauf hinzuweisen, dass jeder Mensch, der sich entwickeln will, aktiv sein muss. Er muss in irgendeine Richtung hin eine Aktivität entfalten. Hier, beim autogenen Training, muss der Übende zwar auch in gewisser Weise »aktiv« sein: Er soll sich konzentrieren, was zweifellos als eine Form von Aktivität anzusehen ist, *es aber dann geschehen lassen,* Langen hat einmal den Satz geprägt: »*Wer sich im autogenen Training lässt – wird gelassen.*«

Nichts erzwingen – sondern nachgeben

Anders ausgedrückt: Weder das Erwarten noch das Warten auf etwas ist hilfreich beim autogenen Training. Wichtig ist – wie oben angeführt – das absichtslose Geschehen lassen.

Zu 4: Phänomen des entgegengesetzten Armes: Nicht selten kommt es vor, dass ein Teilnehmer über ein deutliches Auftreten von Schwere im linken Arm berichtet, obwohl er sich als praktizierender Rechtshänder auf den rechten Arm eingestellt hat. Dies ist häufig ein Hinweis auf angeborene Linkshändigkeit, und kann für die Betroffenen von großer Bedeutung auch hinsichtlich eventueller anderer Störungen sein. Da sich aber die Entspannung im linken Arm durchsetzen möchte, wird sie im entgegengesetzten Arm (gelegentlich auch in den Beinen) wahrgenommen.

Abhilfe: Der Übende geht in Gedanken vom rechten auf den linken Arm über. Der Körper macht es ihm vor, und seine Aufgabe ist lediglich, diesem Wunsch nachzugeben. Eine der wichtigsten Regeln des autogenen Trainings ist das Nachgeben-können, das *Geschehenlassen* und nicht das willentliche Zwingen oder Erzwingen-wollen.

Sich von Störerlebnissen distanzieren

Zu 5: Weitere häufige Störmechanismen entstehen durch den Zwang zum Schlucken, durch Juck- oder Hustenreiz und schließlich durch mangelnden Augenschluss bzw. Lidflattern. Ist die Störung durch Schlucken, Juck- oder Hustenreiz nicht zu intensiv, hilft häufig die Indifferenzformel:

> **»Schlucken (ganz) gleichgültig«**
> **»Jucken (ganz) gleichgültig«**
> **»Husten (ganz) gleichgültig«**

Dadurch kann es zu der nötigen Distanzierung von dem Störerlebnis kommen. Hilft dies nicht, so sollte sich der Übende nicht scheuen, einmal kurz zu schlucken, sich zu kratzen oder zu räuspern. Er wird im allgemeinen überrascht sein, wie wenig eine solche Handlung seine Übung stört. Sehr selten ist das störende Ereignis so intensiv, dass die Übung unterbrochen werden muss.

Manche Kursteilnehmer führen anfangs einen verzweifelten Kampf mit den Augenlidern, oft ein Zeichen innerer Nervosität und unbewusster Widerstände. Dies zeigt sich in Lidflattern wechselnder Intensität bis hin zu dem fast zwanghaften Öffnen der Augen. Sie sind dann krampfhaft bemüht, die Augen zu schließen, und genau dieses krampfhafte Wollen verhindert die Durchführung der Übung. Den Übenden wird empfohlen, einfach dem Drang nach Öffnung der Augen nachzugeben. Anschließend soll der Übende einen Punkt im Raum fixieren und nicht die Augen umherwandern lassen. Dadurch ermüden die Augen und pflegen sich darauf »wie von selbst« zu schließen. *[Krampfhaftes Wollen hilft nicht weiter]*

Gelegentlich kommt es vor, dass ein unerwünschtes Wärmegefühl, eine Art Hitzewallung, im Kopf auftritt, das bisweilen von einem leichten Schwindelgefühl begleitet ist. Dieses Wärmegefühl im Kopf wird häufig von den Teilnehmern spontan nicht mitgeteilt, da sie der irrigen Meinung sind, es gehöre üblicherweise dazu. Die ausdrückliche Frage des Gruppenleiters nach dem unbeabsichtigten Auftreten von Wärmegefühl im Kopf oder von Schwindel während des autogenen Trainings gehört in die erste Unterrichtsstunde. Allerdings gehört zu dieser Frage etwas Fingerspitzengefühl, um nicht diese unbeabsichtigte Reaktion erst recht auszulösen. *[Gruppenleiter benötigt Fingerspitzengefühl]*

Schwere und/oder Wärmeerlebnisse im Bereich des Kopfes werden allgemein unangenehm empfunden. Der Kopf soll frei sein und klar. Dementsprechend kann der Übende den Vorsatz

❗ **»Kopf frei und klar«**

in seine Übung einbeziehen, wenn er unbeabsichtigte Wirkungen in seiner Kopfregion spürt. Die »Kopfübung« ist zwar als sechste und letzte Übung des autogenen Trainings gedacht; sie muss jedoch vorgezogen werden, wenn Störungen in dieser Region auftreten, was nicht selten in der ersten oder zweiten Stunde geschieht. Meist wird der Übende zu seiner Überraschung feststellen können, dass die Störung nach dem Vorsatz »Kopf frei und klar« geringer wird.

Eine Kursteilnehmerin bekam nach der ersten Übung eine stärkere Hitzewallung zum Kopf hin mit Rötung des Gesichtes. Bei der zweiten Übung nahm sie den Vorsatz »Kopf frei und klar« in die Übung auf und berichtete anschließend: »Als ich die Kopfformel einsetzte, spürte ich ein langsames Zurückgehen des Wärmegefühls im Kopf. Aber jetzt ist der Hals dafür ganz warm.« Mit dem Vorsatz »Hals und Kopf frei und klar« war diese Störung behoben. Dies ist ein Zeichen dafür, wie exakt der Mensch reagiert: Kopf und Hals sind eben zwei verschiedene Regionen.

Nach diesen Informationen übt die Gruppe erneut, und jetzt soll jeder die Lage einnehmen, die ihm am angenehmsten erscheint. Es liegen Kissen und Decken auf, es sind genügend Liegen und Matratzen bzw. bequeme Sessel vorhanden, so dass sich jeder Teilnehmer die ihm angenehmste Lage aussuchen kann. Die Wiederholung der Übung erfolgt wiederum bei völligem Stillschweigen. Der Übungsleiter verlässt den Raum und beendet die Übung durch das Wiedereintreten und die Aufforderung zur Zurücknahme.

Die Berichte der Teilnehmer nach den wiederholten Übungen sind im allgemeinen bereits wesentlich farbiger. Viele berichten über ein Schweregefühl im Übungsarm, selten in beiden Armen, manche nehmen ein Kribbeln in den Fingern wahr oder melden ein auftretendes Wärmegefühl. Es kommt sogar vor, dass statt der Empfindung von Schwere im Übungsarm das Auftreten von Wärme in der rechten oder linken Hand wahrgenommen wird.

Die Aussprache darüber erfolgt in der zweiten Stunde.

Die Einbildung

Ohne entsprechendes Innenbild ist keine Wahrnehmung möglich

Der Einwand: »Ist das nicht nur Einbildung?« wird am Anfang immer wieder gebracht. Er sollte ernst genommen werden. Man spricht schnell vom »eingebildeten Kranken« und meint damit jenen Menschen, der »in Wirklichkeit« gar nicht krank ist und sich seine Leiden »nur« einbildet. Dadurch erhielt dieser Begriff in unserem Sprachgebrauch etwas Abwertendes. Was steckt wirklich im dem Wort »Einbildung«? Ich mache mir von einer Sache ein Bild, ein Innen-Bild oder eine Vorstellung. Ohne diese Vorstellung oder dieses Innenbild kann ich nichts wahrnehmen. *Dass gedankliche Vorstellungen funktionelle bzw. materielle Veränderungen bewirken – darauf kann nicht oft genug hingewiesen werden.*

Die erste Übung (Schwere)

Das Üben zu Hause

Wann und wie das autogene Training zu Hause vollzogen werden kann, wird weitgehend von dem Lebensrhythmus des einzelnen abhängen.

Am wichtigsten ist es, eine angenehme Zeit herauszufinden und einen ruhigen Ort zu wählen, eine für manche nicht ganz einfache Aufgabe. Die Frage, warum es wichtig ist, die autogenen Übungen über längere Zeit hindurch regelmäßig zur gleichen Zeit und am gleichen Ort auszuführen, wird oft gestellt. Einen Schlüssel zu einem besseren Verständnis liefert uns der grundlegende Versuch des russischen Physiologen *Pawlow* (1849-1936). Hält man einem Hund ein Stück Fleisch vor die Nase, so beginnen dessen Speichel- und Magendrüsen reflektorisch vermehrt zu arbeiten, wie es ähnlich vielen Menschen vor dem Schaufenster eines Feinkostgeschäftes ergeht. *Pawlow* hatte nun die geniale Idee, dem Tier jeweils kurz vor dem Zeigen des Fleisches ein Glockensignal zu geben. Nach einiger Zeit erzielte der akustische Reiz des Glockensignals die gleiche Wirkung wie der optische Reiz des vorgehaltenen Fleisches: die Magensaftsekretion begann bei dem Hund, auch ohne dass er Fleisch sah, lediglich auf das Glockensignal hin. Er hatte gelernt, dass auf das Glockenzeichen immer ein Stück Fleisch folgte. *Pawlow* nannte damals diesen Vorgang den »bedingten Reflex«, von dem wir heute wissen, dass es sich um einen Lern- und Übungsvorgang handelt. Auch das autogene Training basiert auf einem solchen Lernvorgang, der durch tägliches Üben eingeschliffen wird. Dieses »Einschleifen« wird wesentlich gefördert, wenn die Übungen mit einer gewissen Regelmäßigkeit zur gleichen Zeit, am gleichen *Ort* und in der gleichen körperlichen *Haltung* durchgeführt werden.

Der »bedingte Reflex« von Pawlow

Ein dreimaliges Üben – morgens, mittags und abends – ist erstrebenswert, aber oft aus äußeren Gründen nicht möglich und durchführbar. Bei zweimaligem Üben werden gute Resultate erzielt. Die Mindestforderung jedoch ist die einmal täglich durchgeführte Übung – sonst geschieht gar nichts.

Regelmäßiges Üben als Voraussetzung für gute Resultate

Für manchen wird das morgendliche Üben, nach dem Erwachen, angenehm sein – sofern er Zeit hat und ausgeschlafen ist. Der morgens – immer – Eilige oder Gehetzte oder der Verschlafene oder Schlaftrunkene wird früh nicht üben können, da es ihm an der nötigen Zeit und an der nötigen Konzentration fehlt. Ist jedoch morgens Zeit vorhanden, so rät man zwischen dem Erwachen und der Übung eine gewisse Frist verstreichen zu lassen (Duschen oder Frühstücken), bis das Bewusstsein richtig vorhanden und eine Möglichkeit der Konzentration gegeben ist.

Mittags ist es günstig, eine Übung einzulegen. Für den Berufstätigen im Betrieb gibt es Orte, wo er ungestört üben kann (Toilette). Hier bietet sich die Droschkenkutscherhaltung an.

Angenehm wird im allgemeinen die Zeit am Abend empfunden. Darauf wird später noch eingegangen.

Starthilfe zum Einschlafen

Als Einschlafhilfe hat sich die Walrosstechnik besonders bewährt. Hat der Übende das Gefühl der Schwere in den Armen erreicht, soll er sich mit einer langsamen, trägen Bewegung in die ihm eigene Einschlafhaltung rollen. Nur wenige Menschen pflegen auf dem Rücken liegend einzuschlafen: Die meisten liegen in rechter oder linker Seitenlage mit etwas angezogenen Beinen oder auf dem Bauch. Dies erinnert an ein Walross im Zoo, das sich mit einer ähnlichen langsamen und trägen Bewegung vom Beckenrand in das Becken hineingleiten lässt. Hat der Übende seine Einschlafhaltung erreicht, soll er versuchen, mit dem Vorsatz der Schwere im Arm und der Ruhetönung in den Schlaf hineinzugleiten. Selbstverständlich unterbleibt in diesem Fall die Zurücknahme.

Im Allgemeinen ist diese Technik zum Einschlafen wirkungsvoll. Es kommt jedoch vor, dass Einzelne mit ihr nicht zurechtkommen: Sie werden durch das autogene Training aktiver, sei es, dass sie in eine tiefere Bewusstseinsschicht vorstoßen oder dass sie assoziativ Farb- oder Bilderlebnisse bekommen. Auf jeden Fall werden sie ideenreicher und damit munterer, was sie am Einschlafen hindern kann. Diesen Übenden rät man, nach der abendlichen Übung im Bett zunächst wieder zurückzunehmen, eine Weile zu warten und sich erst dann auf das Einschlafen einzustellen.

Was die Eignung des Ortes angeht, bleibt es dem einzelnen überlassen, wie er sich am besten arrangiert. Der Raum soll etwas abgedunkelt und möglichst nicht zu laut sein. Wie weit es möglich ist, sich gegen Flurglocken, Telefonläuten, hereintretende andere Personen und weitere Störfaktoren abzuschirmen, ist weitgehend eine Aufgabe des einzelnen.

Um es noch einmal zu wiederholen: Die Übung wird anfangs ganz kurz durchgeführt (etwa 2 Minuten).

Die erste Übung (Schwere)

Jede Anstrengung, jedes Bemühen soll dabei vermieden werden: **Einfach geschehen lassen – gehen lassen, sich lösen, sich fallen lassen.** Rainer Maria Rilke drückt es in dichterischer Form aus.

»Eins muss er wieder können, fallen,
geduldig in der Schwere ruhn,
der sich vermaß, den Vögeln allen
im Fliegen es zuvorzutun.«

Im Verlauf der ersten Übungstage, häufig schon in der ersten Stunde, kommt es zu einer Erscheinung, die J. H. Schultz als Generalisierung bezeichnet hat.

Die Generalisierung

Die Schwere bleibt nicht auf den ich-näheren rechten oder linken Arm beschränkt, sondern tritt nach einigem Üben spontan, d.h. ohne bewusste Einstellung, auch im gegenseitigen Arm auf. Die beiden Arme verhalten sich wie Geschwister – was der eine vormacht, macht der andere nach. Es handelt sich dabei um ein absichtsloses Geschehen. Das Auftreten von Schwere auch im gegenseitigen Arm erfolgt häufig schon in der ersten Übungsstunde, manchmal aber auch erst in den folgenden Tagen. Das spontane Auftreten des Schwereerlebens in den Beinen und schließlich im ganzen Körper dauert im Allgemeinen länger, etwa einige Wochen.

Absichtsloses Geschehen

Die Mitteilung einer Kursteilnehmerin: »Es ist ja ganz schön, dass mein rechter Arm schwer ist, aber ich habe die größte Mühe zu verhindern, dass es der andere auch ist«, weist auf eine vermutlich ungenügende Erklärung hin, die vermieden werden sollte.

Der Übende soll die Konzentration jeweils auf den rechten (bzw. linken) Arm richten. Wer mal mit diesem, mal mit jenem Arm übt oder die anderen Gliedmaßen wechselweise in die Übung einbezieht, erhält nie gute Resultate.

Verspürt der Übende die Schwere in beiden Armen, so kann er sinnvoller die Übungsformel umstellen auf:

❗ »Beide Arme ganz schwer«

Die Fülle von Informationen, die jeder Teilnehmer in der ersten Übungsdoppelstunde aufzunehmen hat, ist groß. Die Zeit ist damit meist ausgefüllt. Ist trotzdem noch eine kurze Zeitspanne übrig, wird eine abschließende Übung angeboten.

CD oder Diskette (Tonträger)

Autogenes Training ist eine »stumme Methode«

Immer wieder wird die Frage gestellt, ob man das autogene Training auch mit Hilfe einer CD lernen und üben könne. Dem ist entgegenzuhalten, dass es eine »stumme« Methode ist, also bei völligem Stillschweigen stattfindet.

Immer dann, wenn ein Wort auf das Ohr trifft (und das ist bei einem Tonträger der Fall), ist das autogene Training nicht mehr *autogen* sondern ein *heterogenes* Hypnoid. Wer sich also hinlegt und während seiner Übung eine CD ablaufen lässt, macht kein autogenes Training, sondern unterzieht sich einer Hypnose.

Dies kann man natürlich bei entsprechend gelagerten Fällen tun, wenn durch widrige äußere Umstände, z.B. durch zu große Entfernung, eine regelmäßige Unterweisung alle ein bis zwei Wochen nicht gewährleistet ist. Allerdings sind zwei Dinge zu beachten, wenn man mit einer »Konserve« arbeitet statt auf dem autogenen Weg zu bleiben:

1. Der Mensch ändert sich, der Tonträger nicht. Im Laufe der Zeit geht die »Umschaltung« auf den gesenkten Bewusstseinszustand bei dem Betreffenden rascher. Dann »passt« der Tonträger nicht mehr zu ihm, sondern hinkt nach.
2. Befindet sich auf der Kassette oder CD ein technischer Fehler oder gar ein Versprecher, kann es bei zwanghaft veranlagten Persönlichkeiten vorkommen, dass sie angespannt auf diese Stelle warten, die natürlich immer wieder in gleicher Weise erscheint. Die Erwartungsspannung verhindert dann das Hineingleiten in den Versenkungszustand.

Zusammenfassend ist also festzustellen, dass die Verwendung von Tonträgern dem Wesen des *autogenen* Trainings widerspricht.

Das Protokoll

Das Protokollieren, das Anlegen eines Heftes, in dem der Übende seine Erlebnisse und seine Erfahrungen aufschreibt, erweist sich für viele als brauchbar und nützlich. Ein solches Vorgehen erleichtert es dem Teilnehmer, einen Überblick über seine fortschreitenden autogenen Erfahrungen zu gewinnen, und hilft ihm zu einer gewissen Systematik. Da er neben den positiven Erlebnissen auch auftretende Schwierigkeiten vermerkt, sind solche Übungsprotokolle in der nächsten gemeinsamen Gruppensitzung eine wertvolle Unterlage für das klärende Gespräch. Manche Teilnehmer bringen auch Notizen über Träume oder Traumfragmente in die Gruppe ein.

Gelegentlich empfiehlt es sich, Träume zu Hause für sich aufzuschreiben und in einigen Monaten nochmals zu überdenken: dies öffnet u.U. einen überraschenden Zugang zum Unbewussten.

Übungsprotokolle als Gesprächsgrundlage

Einige Bemerkungen zum Nachttraum

Aus dem Gesagten wird deutlich, dass das autogene Training eine Methode der Regression ist. Auch im Schlaf und besonders im Traum befinden wir uns im Zustand dieser Regression. Aus den Berichten der Übenden geht immer wieder hervor, dass ihre Traumtätigkeit angeregt wird, oder dass die Träume farbiger, plastischer und intensiver werden. Traumähnliche, bildhafte Erlebnisse treten auch gelegentlich während des Übens auf. Träume sind gewissermaßen Mitteilungen aus dem Unbewussten in einer besonderen Sprache, nämlich der Symbolsprache. Diese Symbolsprache ist – ähnlich wie eine Fremdsprache – dem Bewusstsein nicht ohne weiteres verständlich. Sie bedarf einer professionellen Übersetzung.

Träume werden intensiver

Die zweite Übung (Wärme)

 Der rechte (linke) Arm ist ganz schwer (etwa 6-mal)
Ich bin ganz ruhig (Ruhe kommt von selbst) (1-mal)
Der rechte (linke) Arm ist (ganz) warm (etwa 6-mal) oder:
Die rechte (linke) Hand ist (ganz) warm (etwa 6-mal)
Ich bin ganz ruhig (1-mal)

Autogenes Training ist auch Körpersprache

Üblicherweise ist nach 8 bis 14 Tagen die Schwere im Arm eingeübt. Es ist die Aufgabe des Gruppenleiters, diese anfangs häufig noch zaghaften Fortschritte der einzelnen Gruppenmitglieder zu bestätigen.

Die Gruppenmitglieder bringen jedoch nicht nur positive Berichte, sondern sie teilen auch mit, was alles *nicht* gespürt wurde. Dem aufmerksamen Therapeuten eröffnen sich aus allen Mitteilungen der ersten Übung wichtige Rückschlüsse auf das Verhalten oder das Befinden des einzelnen Gruppenteilnehmers. Dieses sollte nach Möglichkeit besprochen werden, bevor eine Anweisung zur Korrektur der Übung gegeben wird. Autogenes Training ist ja auch eine Körpersprache, d.h. der Körper möchte in seiner Sprache etwas mitteilen, etwas ausdrücken. Der Gruppenleiter hat hierbei eine »Dolmetscher-Funktion«: er muss versuchen, diese Körpersprache zu verstehen und sie dem Verständnis der einzelnen Gruppenmitglieder näherzubringen!

Dieses einleitende Gespräch vor der zweiten Sitzung nimmt einen breiten Raum ein, und jedes einzelne Mitglied muss Gelegenheit haben, sich ausführlich äußern zu können. Viele berichten bereits über Wärmeempfindungen, besonders in den Händen oder am Unterarm, und über Kribbeln oder Ameisenlaufen in den Fingerspitzen. Dies wird zum Anlass genommen, die Wärmeübung zu erklären.

Gruppenleiter übernimmt Dolmetscherfunktion

Wenn die Muskeln des Armes als »schwer« empfunden werden, entspannen sich auch die die Muskulatur durchziehenden Gefäße. Wenn sich Gefäße entspannen, erweitern sie sich, sie lassen mehr Blut durch, es kommt zu einer besseren Durchblutung von Muskeln und Haut und damit zu der subjektiven Wahrnehmung eines Wärmegefühls. Diese subjektive Wahrnehmung lässt sich auch objektivieren: Nach Untersuchungen von *Langen* erfolgt die Gefäßentspannung gleichzeitig und parallel mit der Muskelentspannung. Diese Tatsache erklärt auch die nicht seltene

Beobachtung, dass das Wärmegefühl im Arm *vor* dem Schweregefühl auftritt.

Das häufige Auftreten von Kribbeln in den Fingerspitzen oder Prickeln ist eine Meldung der feinen Kapillaren (Haargefäße), die sich erweitern und die Gewebe besser durchbluten. Sie kann als eine der Wärme entsprechende »Gefäß-Sprache« aufgefasst werden.

Die wärmeempfindenden Nervenzellen stehen im Bereich der Hand und besonders der Finger dichter als am Arm oder an anderen Stellen unseres Körpers. Daher wird das Wärmegefühl wie auch das Kribbeln meistens zuerst an der Hand wahrgenommen, wie aus Protokollen und Berichten der Teilnehmer immer wieder hervorgeht.

Erlebt der Übende seine Hand als Teil seines Armes, kann er sich ruhig der Standardformel bedienen:

❗ **»Der rechte (linke) Arm ist ganz warm«**

Für andere jedoch bedeutet die auf die Hand gerichtete gedankliche Konzentration eine effektivere Hilfe. Hier bietet sich als Alternative die Formel an:

❗ **»Die rechte (linke) Hand ist ganz warm«**

Woher kommt diese Wärme in Händen und Armen? Sie beruht auf einer Umleitung von Blut aus dem Körperinneren in Richtung Peripherie, also in die Arme und später auch in die Beine. *Polzien* konnte eine Abnahme der Kerntemperatur (rektal gemessen) zugunsten einer Zunahme der Hauttemperatur an den Händen im Verlauf eines Trainings nachweisen. Es kommt also hier zu einer bedeutsamen Umverteilung des Blutes, was bei unkontrolliertem Üben ohne ärztliche Anleitung zu Störungen führen kann.

Gelegentlich ist zu beobachten, dass besonders »Unruhige« gegen die zielsetzende Formel »Ich bin ganz ruhig« Widerstände entwickeln, sei es, dass sie von der beabsichtigten Vorstellung der Ruhe zu weit entfernt sind, sei es, dass sie sich damit zu direkt angesprochen fühlen oder den hellen Laut des »I« vom »Ich« als unangenehm empfinden. Es mag auch vorkommen, dass ein besonders intensiv von Störgedanken Geplagter gerade durch diesen Satz zum Widerstand herausgefordert wird, wobei der

Über den Umweg der Schwere kommt die Ruhe

Unterton mitschwingen kann: »So was Dummes, ich bin doch gar nicht ruhig!«

Eine Kursteilnehmerin drückte dies so aus: »Es schlagen sich zwei Personen in meinem Kopf, die eine sagt: ›Ich bin ganz ruhig‹, die andere entgegnet: ›Das bist Du ja gar nicht!‹« Hier hat sich die Formel:

! »Ruhe kommt von selbst«

als so hilfreich erwiesen, dass sie als Alternative angeboten wird, besonders deshalb, weil sie der autogenen Grundhaltung des Geschehenlassens, des Gewährenlassens gut entspricht: Ruhe kommt auf dem Umweg über die Schwere von selbst.

Vor Beginn der autogenen Übung wird die Formel der Schwere-Ruhe-Wärme-Ruhe-Übung erklärt und darauf hingewiesen, dass die Übung jetzt zeitlich etwas länger wird und jeder genügend Zeit für ein mehrfaches Sich-Vorstellen der Übung hat. Diese zweite Übung kann etwa 5-8 Minuten andauern, wobei nachdrücklich betont wird, dass sie nur solange ausgedehnt werden darf, wie sie als angenehm empfunden wird.

Nach der Übung berichtet jeder Teilnehmer über das von ihm Erlebte. Manche sprechen von einem Gefühl des Prallwerdens in den Fingern. Eine Teilnehmerin sprach von einem »Wiener-Würstchen-Gefühl« – ein naheliegender Vergleich.

Diese Erscheinung des Praller- oder Dickerwerdens der Finger beruht auf einem vermehrten Bluteinstrom in die Hände, der häufig in den Fingern zuerst registriert wird (entsprechende Untersuchungen haben bei der Wärmeübung eine Volumenzunahme an den Armen ergeben).

Die Erinnerungsfähigkeit des Gewebes

Ein Gruppenmitglied berichtet über das Auftreten eines ziehenden Schmerzes im linken Ellbogengelenk während des Trainings. Nach der Zurücknahme sei der Schmerz wieder verschwunden. Auf die Frage nach einer möglichen Verletzung im Lauf der letzten Jahre erinnert es sich nach kurzem Nachdenken an eine Skiverletzung, deretwegen der linke Arm einige Wochen lang im Gips getragen werden musste.

Die zweite Übung (Wärme)

Solche »somatischen Erinnerungsbeschwerden« treten zu Beginn des autogenen Trainings häufig auf; jahrelang zurückliegende Schmerzen nach Knochenbrüchen, Verrenkungen, Prellungen, einer Gürtelrose, einer Sehnenscheidenentzündung oder ähnlichem können während der Übung schmerzhaft wiedererlebt werden.

Aber nun geschieht etwas Merkwürdiges: Nachdem der Betreffende die aufgetretene Missempfindung ausgesprochen hat, kann er sicher sein, dass sie in der nächsten Übung nicht mehr auftreten wird. Er wird ganz störungsfrei üben können.

Hier entsteht der Eindruck, dass das Gewebe eine Erinnerungsfähigkeit für früher durchgemachte, schmerzhaft erlebte Traumen hat, die sich im autogenen Training wieder melden. Durch das Bewusstmachen kann es dann zu einer Distanzierung und damit zum Verschwinden der Störung kommen.

Zwei eindrucksvolle Beobachtungen veranschaulichen das Gesagte:

Wie Störungen verschwinden können

> **Fallbeispiel**
> Eine 30-jährige Kursteilnehmerin erzählte nach etwa 4wöchiger Übungszeit, sie habe während der Übung immer ein Gefühl, als ob das rechte Bein 8-10 cm länger sei als das linke. Zunächst fiel ihr zu ihrem rechten Bein nichts ein. Nach einer halben Stunde jedoch unterbrach sie sehr lebhaft das Gruppengespräch mit den Worten: »Als kleines Kind lag ich mit einer angeborenen Hüftgelenksluxation über viele Monate im Gips! Ich habe mich immer gegen ihn gewehrt und ihn häufig zerbrochen!« Nach dieser sehr affektiv vorgebrachten Äußerung war die Störung verschwunden.
> Eine Kursteilnehmerin berichtete über brennende Schmerzen in den Handinnenflächen *während* des Trainings, die sich über längere Zeit nicht erklären ließen. In gemeinsamer Gruppenarbeit stellte sich heraus, dass sie als Kind Schläge auf die Handinnenfläche mit einer Weidenrute bekommen hatte. Ihr kamen bei der plötzlichen Erinnerung die Tränen – sie war sehr aufgeregt bei dieser Mitteilung. Im weiteren Verlauf trat diese Störung nicht mehr auf – es hatte sich etwas gelöst in ihr.

Bei beiden mitgeteilten Fällen scheint wichtig, dass sie unter deutlicher Affektbeteiligung vorgetragen wurden.

Eine interessante Beobachtung beim Arbeiten mit Ton teilte ein Mitarbeiter der Porzellanmanufaktur in Selb/Bayern mit: »Wenn dem Töpfer beim Drehen auf der Scheibe die gewünschte Form misslingt und er anschließend das verformte Oval zu korrigieren versucht, so erinnert sich das Gefäß im Brennofen seiner ursprünglichen ovalen Verformung. Es wird wieder oval und bleibt es auch. Man nennt diesen Vorgang ›Erinnerung der Massen‹« oder »Gedächtnis des Tons«.

Nicht jedes Üben ist gleich

Die Äußerung eines Teilnehmers, es habe bei ihm Tage gegeben, in denen die Übung »schlechter« ging als am Tage zuvor, löst meist bei anderen Zustimmung aus. Befragt man diese Anderen, wie sie sich bei dieser Mitteilung soeben gefühlt hätten, hört man Worte der Zufriedenheit darüber, dass auch andere Teilnehmer manchmal nicht viel spüren.

Schwäche zulassen

Hier wird ein gruppendynamisches Element deutlich: Die Mitteilung einer »Schwäche« erlaubt den Mitübenden, eine ähnliche Schwäche in sich zuzulassen: sie fühlen sich gestärkt und haben dadurch weniger das Gefühl des Alleinseins. Der Gruppenleiter ermutigt den Einzelnen, nicht nur über das zu berichten, was »geht«, sondern sich ebenso über das zu äußern, was »nicht geht« oder stört. Es ist dies ein sehr wesentlicher und positiver Faktor für den Lernvorgang in der Gruppe.

Auf den nächsten Tag vertrauen

Zurück zu unserem Beispiel: Es gibt Tage, an denen scheinbar eine Übung nicht so zu spüren ist wie sonst. Jeder einzelne ist täglich unterschiedlichen Spannungen und Schwierigkeiten in seinem beruflichen und privaten Leben unterworfen, hinzu kommen klimatische und andere Umwelteinflüsse. Auch bei länger fortgeführtem autogenen Training ist bekannt, dass es Tage des Nachlassens gibt. Grundsätzlich ärgert man sich nicht über eine »schwächere Übung«, sondern vertraut auf den nächsten Tag, an dem sie wieder besser erlebt werden kann. Mit anderen Worten: Auch ein im Augenblick scheinbar nicht so effektives autogenes Training hat einen therapeutischen Sinn.

Die Nackenwärme

Verspannungen und Muskelhärten im Bereich der Nackenmuskulatur sind häufig erlebte unangenehme Begleiterscheinungen des täglichen Lebens. Sind röntgenologisch Veränderungen an der Halswirbelsäule oder den Bandscheiben ausgeschlossen, sind es oft seelische Belastungen und Sorgen, die zu Verkrampfungen in der Schulter- und Nackenmuskulatur führen können. »Jemand hat schwer zu tragen« oder »jemand läuft vor Kummer gebückt« sind Redewendungen, die auf die Bedeutung dieses »oberen Kreuzes« (*Stolze*) hinweisen.

Dieser Mensch zieht die Schultern hoch als äußeren Ausdruck einer inneren Spannung. Geschieht dies häufig und über längere Zeit, so kann dies zu den Muskelverspannungen (Myogelosen) im Nackenbereich führen. Mit dem Vorsatz

> »Nacken-Schulter-Gebiet angenehm warm«

ist es möglich, die Schulterpartie besser zu durchbluten und damit einen wesentlichen lösenden Effekt zu erreichen. Bei dieser zusätzlichen Einstellung hilft oft die gedankliche Vorstellung eines Hufeisens oder eines umgekehrten U´s, dessen Schenkel die beiden Arme bilden. Diese Zusatzübung kann (braucht nicht) an die Wärmeübung angeschlossen werden. Einige Teilnehmer spüren sie sofort, was von ihnen als höchst angenehm empfunden wird.

Viele, und besonders jene, die zu derartigen Nackenverspannungen neigen, haben anfangs damit Schwierigkeiten. Dabei ist es gleichgültig, ob diese Schwierigkeiten auf organischen Veränderungen der Wirbelsäule oder der Muskulatur beruhen, ob seelische Faktoren dabei eine Rolle spielen oder ob beides der Fall ist. Dabei ist zu betonen, dass seelische Ursachen häufig zunächst nicht als solche erkannt werden; der in der Nähe des Fensters gelegene Arbeitsplatz oder der Zugwind vom Seitenfenster des Autos geben für viele Menschen eine plausible Erklärung für die geklagten Beschwerden ab. Bei ihnen sprechen wir von einem *Störfeld*, d.h. in dieser Körperregion liegen anatomische oder funktionelle Verhältnisse vor, die dem autogenen Training entgegenstehen. Ist ein Störfeld als solches erkannt, wäre es fehlerhaft, dieses durch intensiviertes Weiterüben überwinden zu wollen. Nur allzu leicht kommt dann der Übende in eine Erwartungshal-

Innere Spannung auflösen

tung mit einem zu bewussten Wollen hinein, und gerade dadurch verhindert er das Erleben der Übung. Hinzu kommt, dass sich gelegentlich ein Gefühl von Ärger oder auch von Neid auf jene Gruppenteilnehmer einschleichen kann, die von positiven Erlebnissen berichten.

Man sollte dann zunächst auf die Durchführung dieser speziellen Wärmeübung verzichten, um sie versuchsweise später wieder aufzunehmen: Autogenes Training kann nicht als Leistungssport missverstanden werden, nur durch das *absichtslose Geschehenlassen* kommt es zum Erleben, ähnlich wie bei der von der ZEN-Meditation her bekannten »absichtslosen Absicht«.

Nach diesen Erklärungen übt die Gruppe in dieser Übungsstunde ein zweites Mal. Bezüglich der Dauer sollte man es so wie beim ersten Mal (nicht länger als 5-8 Minuten) halten. Wichtig dabei: *Es soll angenehm sein!* Wem die Übung zu lang erscheint, wer durch zunehmende Störgedanken oder eine Erwartungsspannung unruhig wird, soll selbstverständlich vorher zurücknehmen und nicht erst auf die Aufforderung zur allgemeinen Zurücknahme warten.

Auch nach der zweiten Übung berichten die Teilnehmer über ihre Erfahrungen.

Die Teilzurücknahme

Jeder Übende betritt Neuland

Trotz aller Erklärungen über die Länge bzw. die Kürze der einzelnen Übungen, über die rechtzeitige Zurücknahme beim Auftreten von Störungen kann es vorkommen, dass ein Teilnehmer zu rasch Bewusstseinsebenen oder -schichten erreicht, in denen sich ein unangenehmes Gefühl einschleicht.

Bei der Erlernung des autogenen Trainings betritt der Übende Neuland: Er macht neue Erfahrungen mit sich und in sich. Er überschreitet damit den ihm vertrauten Rahmen seiner bisherigen Möglichkeiten und findet neue und andere Wege. Dieses Auffinden des Neuen geht üblicherweise langsam und stufenweise vor sich. Geht dieser Schritt zu rasch, kann es zu einem Angstgefühl kommen. Bei einer Störung im Ablauf soll man durch Zurücknahme die Übung beenden. Es gibt jedoch noch eine andere Möglichkeit, die man als »*Teilzurücknahme*« bezeichnen kann: Durch leichte Beugung und Streckung der Finger und Zehen kann die Tiefe eines Versenkungszustandes reguliert werden. Dadurch können solche unangenehmen Empfindungen oft sehr rasch zum Schwinden gebracht werden (somatopsychische Regulation).

Neben der beschriebenen Teilzurücknahme gibt es noch eine weitere Möglichkeit, zu intensiv auftretende Schwere- und Wärmewirkungen abzuschwächen. Hier hilft die zwar nicht eben originelle, doch wahre Erkenntnis:

— *Alles, was angenehm ist, kann nicht unangenehm sein.*

Werden also die Schwere und/oder Wärme wegen zu großer Intensität als unangenehm empfunden, sind die folgenden »angereicherten« Formeln hilfreich:

❗ »Rechter Arm *angenehm* schwer« »Rechter Arm *angenehm* warm«.

Die Anwendung des Wörtchens »angenehm« bewirkt hier oft Erstaunliches.

Autogene Entladungen

Berichtet ein Teilnehmer, er habe während der Übung Zuckungen an irgendwelchen Muskeln seines Körpers wahrgenommen, fühlen sich viele andere angesprochen, die ähnliche Erscheinungen bei sich entdeckt haben. Manche vergleichen diese Empfindung mit einem »Heuschreckengefühl«.

Es handelt sich dabei um so genannte autogene Entladungen, das sind elektrische Entladungen des Gehirns, die auf dem Nervenweg in irgendeinen Muskel oder eine Muskelgruppe übertragen werden. Das »überladene Gehirn« macht sich auf diese Weise von einer Überspannung frei. Die autogenen Entladungen sind also kein Störmoment, wie manche glauben, sondern ein Zeichen einer langsam zunehmenden Ruhetönung. *Luthe* hat diese Entladungen in ausgedehnten Untersuchungen nicht nur an Muskeln, sondern auch an anderen Organen nachgewiesen. Er betrachtet sie als das Ergebnis selbstregulierender, zentraler Mechanismen, die während des autogenen Versenkungszustandes auftreten und zu einer Entlastung zu hoch aufgeladener Hirnbereiche führen. Für unsere Betrachtung genügt der Hinweis auf

Selbstregulierung

diese Erscheinung am Muskel. Mit zunehmendem Übungsstand schwinden diese Entladungen.

Zum Vergleich und zum besseren Verständnis des Gesagten sei an dieser Stelle auf ein Phänomen hingewiesen, das wohl allen bekannt sein dürfte: Beim abendlichen Einschlafen, in dem Zustand zwischen Wachen und Schlafen, kommt es manchmal zu dem Gefühl, »in ein Loch zu fallen« oder »von einem Turm herunterzufallen« oder zu ähnlichem. Im allgemeinen besteht danach kein Bedürfnis mehr, sich bewegen zu müssen, was ja eine Voraussetzung für das Einschlafen ist. Man kann dies als eine sehr kräftige elektrische (autogene) Entladung des Gehirns auffassen. Freilich kann bei ängstlichen Menschen, denen dieser selbstregulierende Mechanismus nicht bekannt ist, der Schreck über die ungewohnte Bewegung so groß sein, dass sie durch ihn am Einschlafen gehindert werden.

Ein Versuch in der Badewanne

Feststellung der Eigenschwere

Der erste Versuch dient der Verdeutlichung des Schwere-Erlebnisses. Legt man sich bis zum Hals in eine gefüllte Badewanne, so befinden sich die Hände und die Arme nahe der Wasseroberfläche und erscheinen schwerelos. Werden die Arme über den Wasserspiegel gehoben, wird in ihnen ein Schweregefühl spürbar, und zwar um so mehr, je höher sie gehoben werden.

Ähnliches kann man beim Öffnen des Abflusses erleben. Lässt man das Badewasser ganz ablaufen (bei warmer Raumtemperatur!), so wird der Körper intensiv und schwer auf den Boden der Badewanne gepresst.

Aus der Anfangsphase des AT: Der Analgesieversuch

Versuche zur Schmerzabstellung

Nach 6- bis 8-wöchiger Übungszeit wurde früher der *Analgesieversuch*, als Beweis für die Möglichkeiten zur Schmerzabstellung, eingeschaltet. Vor Beginn der autogenen Übung wurde der Auftrag erteilt: »Jeder Teilnehmer geht jetzt wie üblich in seinen Versenkungszustand. Hat er ihn nach einigen Minuten erreicht, soll er einstellen: Rechter (oder linker) Handrücken kühl – kein Schmerz am rechten (oder linken) kühlen Handrücken.« Es war nicht bekannt, welchen Handrücken jeder einzelne eingestellt hatte. Die subjektiven Empfindungserlebnisse der einzelnen Teilnehmer nach Berühren mit einer Nadelspitze wirkten sehr überzeugend, besonders hinsichtlich des Unterschiedes des Schmerzerlebnisses am eingestellten und am nichteingestellten Handrücken.

Obwohl derartige Kontrollversuche für die Teilnehmer aufschlussreich sind und die Wirksamkeit des autogenen Trainings beweisen, wird heute gänzlich darauf verzichtet. Solche Kontrollen scheinen eher der Eigenkontrolle oder auch der Selbstbestätigung des Gruppenleiters zu dienen und sind daher im Laufe der Jahre entbehrlich geworden. Für die Übenden jedoch hat das autogene Training – auch schon in der zweiten oder dritten Stunde – viel überzeugendere Beweise seiner Wirksamkeit erbracht, z.B. als Einschlafhilfe oder mit seinem Erholungseffekt oder durch das überraschende Schwinden eines Spannungskopfschmerzes im Verlauf einer Übung.

Die »organismische Umschaltung«

Die beiden ersten Übungen der Schwere und der Wärme in Verbindung mit der richtungweisenden Zielvorstellung der Ruhe werden als die Grundübungen des autogenen Trainings bezeichnet. Sie sind die Grundlage für seinen weiteren Aufbau. Wer sie realisiert, hat bereits einen ersten wichtigen Schritt auf einen Zustand hin getan, den *J. H. Schultz* die »organismische Umschaltung« nennt. Damit wird ausgedrückt, dass sich der Mensch im Versenkungszustand des autogenen Trainings in einem leibseelischen Sonderzustand befindet.

Einheit von Leib und Seele

Die dualistische Auffassung einer Zweiteilung zwischen Leib und Seele ist in dem Wort »organismisch« aufgehoben. Es gibt nur noch die Einheit von Leib und Seele. Heute sieht man es als zwei sich gegenseitig beeinflussende und durchdringende Wesenheiten an.

Die Einübung der Schwere und Wärme ist die Voraussetzung für die organismische Umschaltung und damit für das Erlernen und Trainieren der weiteren Übungen des autogenen Trainings.

Medikamente und autogenes Training

Viele Teilnehmer erlernen das autogene Training, um keine Schlaf- und Beruhigungsmittel mehr zu benötigen. Sie sind des ständigen Gebrauchs von Medikamenten überdrüssig. Die Frage »Wann kann ich meine Tabletten weglassen?« wird daher zu Beginn eines Kurses oft gestellt. Hat jemand diese über längere Zeit genommen, ist ein abruptes Weglassen weder möglich noch sinnvoll. Der Betreffende fiele in ein Loch: Das Schlafmittel hat er nicht *mehr*, das autogene Training hat er *noch* nicht.

Medikamenteneinnahme reduzieren?

Es ist günstiger, Medikamente langsam und stufenweise abzubauen. Vielleicht wacht der Teilnehmer eines Morgens nach einer gut durchschlafenen Nacht auf und stellt erstaunt fest, dass er gestern Abend sein Schlafmittel vergessen hat. Für die nächste oder übernächste Nacht kann er ja versuchsweise seine Tablette absichtlich vergessen. Auf diese Weise wird er langsam frei von einer schon zur Gewohnheit gewordenen Medikamenteneinnahme.

Übrigens kommen bereits nach ein- bis zweiwöchigem Üben die ersten Berichte über besseres Einschlafen. Sie sind häufig noch zaghaft und werden verschlüsselt vorgebracht: Man sei eben auch sehr müde gewesen, oder man habe besonders günstige Bedingungen zum Einschlafen und Durchschlafen gehabt. Es sind erklärende Umschreibungen äußerer Umstände für einen innerlich sich anbahnenden harmonischen Grundvollzug, nämlich den des Einschlafens. Der Betreffende traut seinen neuen Erfahrungen mit dem autogenen Training noch nicht so recht. Diese Erklärungen sind sozusagen ein rationales Alibi. Sinnvoll: Ein Hinweis auf kommende Erfahrungen.

Psychopharmaka?

> **Fallbeispiel**
> Höher dosierte Psychopharmaka können die Realisierung autogener Übungen mindern bzw. völlig blockieren oder verhindern, wie ein 45-jähriger Teilnehmer eindrucksvoll berichtete. Er hatte wegen allgemeiner Ängste und Magenbeschwerden an einem Kurs teilgenommen und die Grundübungen der Schwere und Wärme gut eingeübt, als er sich wegen eines akut aufgetretenen Nasenfurunkels operieren lassen musste. Der bevorstehende Eingriff löste bei ihm erneut massive Angstzustände aus, weshalb der behandelnde Arzt die Psychopharmaka-Gabe, die schon fast eingestellt war, drastisch erhöhen musste. Die Ängste

schwanden – aber mit ihnen auch die Möglichkeit zur Durchführung des Trainings: ›Es ging nichts mehr.‹ Mit der Verminderung der Dosierung kehrte die Übungsfähigkeit wieder zurück.

L´heure de l´apéritif

Genau so häufig ist die Klage einzelner Kursteilnehmer, während des autogenen Trainings einzuschlafen. Meist handelt es sich dabei um Menschen, die längere Zeit mit einem Schlafdefizit gelebt haben. Durch das autogene Training kommt es zu einer durchgreifenden Ruhigstellung des Nervensystems, und dieses reagiert, wie es aufgrund seiner derzeitigen Verfassung reagieren muss: Wenn ein Mensch zu wenig Schlaf gehabt hat, wird er müde und schläft ein. Ist nach einiger Zeit zwischen Wachen und Schlafen ein ausgewogener Gleichgewichtszustand hergestellt, verliert sich diese unbeabsichtigte Wirkung von selbst.

Es bietet sich jedoch eine Zeit an, die für die Durchführung einer autogenen Übung sehr günstig ist: der Spätnachmittag bzw. der frühe Abend. Der Tag mit seinen gelegentlich spannungsgeladenen Konflikten und Stresssituationen ist vorbei, der Abend hat noch nicht begonnen. Mancher Berufstätige fühlt sich in dieser Zeitspanne wie ein Wanderer zwischen zwei Welten. Die Durchführung einer Übung gerade in dieser Zeit wird sehr häufig als besonders angenehm empfunden; der Übende macht sich damit frisch und fit für den Abend.

Optimaler Zeitpunkt individuell verschieden

In Frankreich gibt es die Sitte der »L´heure de l´apéritif«, der Stunde des Aperitifs, d.h. der Berufstätige nimmt auf dem Heimweg von der Arbeit in einem »Bistro« eine geringe Menge Alkohol, einen Aperitif, zu sich; er setzt damit sozusagen einen Schlusspunkt hinter seinen Arbeitstag und kommt beschwingt nach Hause. Woher kommt dieses Beschwingtsein? Eine kleine (!) Menge Alkohol erweitert die Gefäße, sie tut also genau das gleiche, was bei der zweiten Übung des autogenen Trainings (Wärme) mit den Gefäßen geschieht: Es kommt zu einer Verbesserung der Durchblutung.

Jedenfalls berichten viele Teilnehmer, dass ihnen die Übung am späten Nachmittag bzw. am frühen Abend »besonders gut tut«. Sie schaffen sich damit eine Distanz zur Tagesarbeit. Sie gehen erfrischt in den Abend, können sich besser konzentrieren oder ihren Hobbies nachgehen.

Demgegenüber wirken Kaffee oder starker Tee dem autogenen Training entgegen, da Koffein im Allgemeinen einen zu starken Weckreiz auf das vegetative Nervensystem ausübt. Es ist daher nicht zweckmäßig, Kaffee *vor* einer Übung einzunehmen.

Die Sauna

Nur im Liegen üben

Immer wieder berichten Teilnehmer, dass ihnen ihr autogenes Training an *einem* Ort ganz besonders gut tut, in der Sauna, und zwar in der abschließenden Ruhepause. Offenbar spielt hier der vorangegangene Wechsel zwischen heiß und kalt, der zu intensiven vegetativen Gefäßreaktionen führt, eine vorbereitende Rolle für das nachfolgende Training. Mit anderen Worten: Die in der Sauna stattfindende intensive Gefäßgymnastik – Wärme erweitert die Gefäße, während Kälte zu einer Verengung führt – bahnt hier sozusagen den Weg für die zweite Übung der Gefäßentspannung.

Wegen der oft recht großen Intensität sollte hier *nur* im Liegen geübt werden.

Zur Illustration folgender eindrucksvoller Bericht einer 38-jährigen Teilnehmerin, die ihr Training schon seit längerer Zeit durchführt:

 Fallbeispiel
»Meine anfängliche Angst vor der heißen Luft in der Enge der Kabine konnte ich mit einem autogenen Training zu Beginn des Saunaganges auflösen, und ich habe dieses einstimmende gute Gefühl beibehalten. Zwischen den einzelnen Gängen verspüre ich kein Ruhebedürfnis, dagegen ist die im Anschluss an das Saunabad durchgeführte autogene Übung besonders hilfreich. Das autogene Training unterstützt mich bei meinen Problemen. Ich gehe angeregt und beschwingt nach Hause. Für mich sind die Übungen eine Quelle der Kraft und der Harmonie im Alltag.«

Aber nochmals: In der Sauna *nur* in der abschließenden Ruhepause und *nur* im Liegen üben!

Der Muskelkater

Auf den Muskelkater, diese ebenso bekannte wie unangenehme Nachwirkung muskulärer Anspannung auf die untrainierte Muskulatur, hat das autogene Training eine heilsame Wirkung. Bekanntlich werden die nach einer ungewohnten körperlichen Anstrengung auftretenden Schmerzen mit der Anhäufung von Milchsäure in der Muskulatur erklärt. Viele wissen die angenehme Wirkung eines warmen Bades, z.B. nach einer anstrengenden Skitour, zu schätzen. Intensiver und nachhaltiger wirkt hier eine autogene Übung von 5 bis 10 Minuten Dauer, die unmittelbar im Anschluss an die körperliche Leistung durchgeführt wird. Den Wirkungsmechanismus kann man sich vereinfacht etwa so vorstellen: Infolge der besseren Durchblutung der Muskeln wird die gebildete Milchsäure schneller wieder abtransportiert und abgebaut. Mit der Normalisierung des Muskelstoffwechsels wird das Auftreten von Muskelkater verhindert bzw. gemindert.

Nach neueren Untersuchungen liegen dem Muskelkater sog. »Mikroläsionen« (= Minirisse) der kleinen und kleinsten Muskelfasern zugrunde. Möglicherweise spielt beides eine Rolle. In jedem Fall hat das autogene Training hier eine günstige Wirkung.

Muskelkater wird günstig beeinflusst

Nochmals: Die Generalisierung

Oft schon in der ersten, häufiger in der zweiten oder dritten Stunde, kommt es bei den Teilnehmern zu einem besonderen Entspannungsphänomen: dem Hörbarwerden gluckernder Magen-Darm-Geräusche während der Übung. Es ist das gleiche Geräusch, das bekanntlich vorzugsweise dann auftritt, wenn man Hunger hat: Der Magen knurrt.

Beim Einstellen der Schwere und Wärme in den Armen kommt es im Zuge einer Generalisierung, d.h. des Ausbreitens der Entspannung auf andere Teile und Organsysteme des Körpers, zu einem Entspannungseffekt besonders des Magens und des Darmes. Der häufig verkrampfte, muskuläre Schlauch des Magen-Darm-Trakts entkrampft sich, er »löst sich« und gibt so den festgehaltenen Luft- oder Gasbläschen die Möglichkeit, sich um die nächste Kurve des Magens und des Darmes zu bewegen. Dies wird als gluckerndes oder knurrendes Geräusch hörbar. Viele schämen sich dieser – wie sie meinen – unschicklichen Lautgebung ihrer Eingeweide, da es als unfein gilt, andere Geräusche als die der Sprache von sich zu geben. Es ist tatsächlich selten, dass ein Teilnehmer dieses Phänomen von sich aus anspricht. Stellt dagegen der Gruppenleiter die Frage nach dem Hörbarwerden von Magen-Darm-Geräuschen, so wird er häufig bestätigt. Er sollte dann diesen natürlichen und physiologischen Mechanismus erklären und als Beweis für die zunehmende Generalisierungstendenz beim Training verwenden.

Krampflösende Effekte

Auch auf die harnableitenden Organe kann das autogene Training schon nach relativ kurzer Übungszeit sehr intensiv wirken, wie folgende Beobachtung zeigt.

> **Fallbeispiel**
> Ein 40-jähriger Teilnehmer litt seit Jahren an Nierensteinen, die auch nach fachärztlicher Untersuchung nur symptomatisch behandelt werden konnten. Wegen der alle paar Wochen auftretenden Nierenkoliken nahm er an einem Gruppentraining teil. Der anfangs skeptische Patient begann den Kurs mit den Worten: »Ich kann es ja mal versuchen, schaden kann es nicht!« Nach Erlernung der beiden Grundübungen, Schwere und Wärme, brachte der Patient in die dritte Stunde zwei typische Uratsteine mit, die er mit den folgenden Worten zeigte: »Diese Steine habe ich vor zwei Tagen auf die Welt gebracht – *ohne Kolik.*« Er hatte also mit den beiden Grundübungen einen so starken krampflösenden Effekt erzielt, dass der Harnleiter bereit war, loszulassen, sich zu lösen, den Stein freizugeben, statt ihn krampfend festzuhalten, wie dies bei der Steinkolik der Fall ist. Es kam noch einige Male im Verlauf der nächsten Wochen zu kolikfreiem Steinabgang, bis nach ein paar Monaten die Steinproduktion völlig aufhörte (Nachbeobachtungszeit 8 Jahre).

Die Verkürzung

Ist das Erlebnis der Schwere und der Wärme, also der Grundübungen, in beiden Armen feststellbar, kann der Übende die Formel ändern in:

> »Beide Arme (sind) ganz schwer« »Beide Arme (sind) ganz warm«

Die zweite Übung (Wärme)

Manche Gruppenteilnehmer geben einer weiteren Verkürzung der Übungsformel den Vorzug. Anstatt sich die ganzen beschriebenen Übungssätze vorzustellen, verkürzen sie auf Schwere-Ruhe-Wärme-Ruhe und erleben dabei den gleichen Effekt wie bei der Verwendung des ganzen Satzes. Es ist Temperamentssache, zu welcher von beiden Möglichkeiten man sich entschließt. Beide Möglichkeiten stehen zur Auswahl.

Eigenwillige Abwandlungen können zu Störungen führen

> **Fallbeispiel**
> Höchst erstaunt über die Wirkung einer Verkürzung ihrer Formeln zeigte sich eine 31-jährige Teilnehmerin. Nach Abschluss des Kurses hatte sie in Eigeninitiative folgende Formel gewählt: »Das Ganze schwer – das Ganze warm.« Zum Ganzen« gehört der Kopf, der ebenfalls schwer und warm wurde. Das war ihr unangenehm. Darauf änderte sie ihre Formel in: »Das Ganze außer Kopf schwer – das Ganze außer Kopf warm« und erzielte damit den gewünschten Erfolg: Der Kopf wurde frei.

Allerdings ist vor allzu eigenwilligen Abwandlungen der klassischen Formeln zu warnen, da es eben doch zu unvorhergesehenen Störungen kommen kann.

Unterschiedliche Realisierung von Schwere und Wärme

Nach einiger Zeit pflegen sich Schwere und Wärme in beiden Armen einzustellen, später auch in den Beinen und im ganzen Körper. Es gibt aber auch Teilnehmer, die nur Schwere in den Armen empfinden und keine Wärme, und umgekehrt. Dieses nicht allzu selten auftretende Phänomen ist noch nicht näher untersucht worden. In der Entwicklungspsychologie gibt es folgende Hypothese:

Menschen, die in ihrer frühkindlichen Entwicklung gewisse Schwierigkeiten in ihren Objektbeziehungen hatten und die in ihrer Kindheit sehr angepasst leben mussten, scheinen Schwierigkeiten zu haben mit dem Sich-lösen, dem Sich-fallenlassen. Sie verspüren oft wenig oder gar keine Schwere. Schwierigkeiten bei der Schwere-Übung scheinen demnach mit starkem Erziehungsdruck zusammenzuhängen. Störungen bei der Realisation von Wärme scheint auf mangelnden Hautkontakt in der frühen Kindheit hinzuweisen (siehe auch Abschnitt über das Urvertrauen, S. 17).

Störungen in der frühkindlichen Entwicklung

Die dritte Übung (Atmung)

  Der rechte (linke) Arm ist ganz schwer (etwa 6-mal)
Ich bin ganz ruhig (Ruhe kommt von selbst) (1-mal)
Der rechte (linke) Arm (Hand) ist ganz warm (etwa 6-mal)
Ich bin ganz ruhig (1-mal)
Atmung ganz ruhig (»Es atmet mich«) (etwa 6-mal)
Ich bin ganz ruhig (1-mal)

Atemübung vor Herzübung

Anmerkung: In Abänderung der klassischen *Schultz*-Reihenfolge der Übungen wird die Einstimmung auf die Atmung *vor* die Herzübung gestellt. Viele Experten gehen damit konform. Die Umstellung in der Reihenfolge dieser beiden Übungen wurde erstmals von *H. Binder* durchgeführt und beschrieben. Das hat zwei Gründe: Zum einen ist die Atmung ein leicht wahrnehmbarer Rhythmus, der im Allgemeinen rasch zu einer Intensivierung und tiefgreifenden Beruhigung führt. Schwere und Wärmeempfindungen werden deutlicher. Manche finden über die Atmung einen besseren Einstieg. Zum anderen gibt es viele Patienten, bei denen das Herz das »Störfeld« darstellt (z.B. Menschen mit Ängsten und Phobien oder mit Zustand nach einem Herzinfarkt). Ein solches »Störfeld« wird in der Reihenfolge der Übungen grundsätzlich übersprungen und an den Schluss gesetzt.

Wird dies Prinzip nicht befolgt, kann es zu Schwierigkeiten kommen – ein erneuter Hinweis darauf, *nur unter sachkundiger Anleitung* zu üben.

Die dritte Gruppenübung dient zunächst wieder dem Erfahrungsaustausch der Teilnehmer, damit jeder über seine Übungserlebnisse und seine Schwierigkeiten berichten kann.

Gewiegt werden beruhigt

Zur Vermittlung der Atemübung beginnt man mit einer bildhaften Erklärung. Liegt man flach auf dem Rücken mit einem Buch auf dem Bauch, so beobachtet man beim Ein- und Ausatmen ein rhythmisches Anheben und Sinken des Buches. Es ist eine Bewegung, die an das Wiegen erinnert. Vom Anbeginn der Menschheit an pflegen Mütter ihre Kinder auf den Armen durch eine gleichmäßige rhythmische Bewegung in den Schlaf zu wiegen. Der Weg von der Wiege über die Hängematte zum Schaukelstuhl ist nicht weit. Zweifellos übt das Wiegen nicht nur im Babyalter auf den Menschen ganz allgemein eine beruhigende Wirkung aus.

Die dritte Übung (Atmung)

Dementsprechend beginnt die neue Übung mit

❗ **»Atmung ganz ruhig«**

Der Übende bringt dabei das »Atmung ganz« in die Einatmungsphase, während er bei dem langgezogenen »ruhig« ausatmet. Bei dem wie absichtslosen Geschehenlassen, Gehenlassen der Atmung kommt es zu einer Verlängerung der Ausatmungsphase; doch daran braucht der Übende nicht zu denken, es geschieht von selbst.

Der Vergleich mit dem Wiegen hilft vielen, den Sinn der autogenen Übung besser zu erfassen. Er kann sich sozusagen mit der Atmung in die Ruhe hineinwiegen. (Das Gegenteil geschieht im »Aufschaukeln« eines Affektes: Ich ärgere *mich*.)

Bildhafte Vorstellungen eines »Schwimmers auf leicht bewegtem Wasser in passiver Rückenlage« (*J. H. Schultz*) oder des Liegens auf einer Luftmatratze oder auf dem Boden eines Segelbootes, ebenso das Bild eines vom Wind bewegten Kornfeldes helfen dem Anfänger die passive Grundhaltung der Einstimmung auf die Atmung zu erspüren, die der Satz

❗ **»Es atmet mich«**

beinhaltet. Die bildhaften Vorstellungen und Symbole werden lediglich als Angebot vorgebracht. Die Entscheidung darüber, ob der Teilnehmer ein solches Angebot annehmen will oder nicht oder ob er bei der Vorstellung der Übungsformel als solcher bleiben möchte, liegt bei ihm selbst. Im selben Augenblick, in dem der Übungsleiter *sein* Erlebnis prägend in die Gruppe einbringt, blockiert er die *autogene* Entwicklung in der Vorstellungswelt seiner Gruppenmitglieder.

Hat der Übende den Sinn dieser ergänzenden Konzentration begriffen, kann er seine Atmung nicht mehr willkürlich spannend manipulieren, er kann nicht mehr tief oder flach oder schnell atmen oder den Atem anhalten. Er gibt sich vielmehr ganz dem Erlebnis der Atmung hin – er *wird* geatmet.

Atmen ist keine Aufgabe

Dies ist die wichtigste Erkenntnis bei der autogenen Atmung: Die Atemübung ist *keine* Aufgabe, sondern eine Hinwendung zu sich, ein lässiges (oder gelassenes) Hineinschauen in sich selbst mit der Frage: Wie macht das die Atmung mit mir?

Manche Teilnehmer empfinden sehr deutlich (und sie drücken dies auch aus!), dass die erste Atem-Formel »Atmung (ganz) ruhig« mehr den Charakter einer Aufforderung von außen darstellt. Der Satz »Es atmet mich« dagegen entstammt einer tieferen Schicht, er kommt mehr von innen. Es ist daher sinnvoll, in der Reihenfolge von außen nach innen zu gehen. Die tiefere Schicht stellt sich dann von selbst ein.

Die Bezeichnung »*Atemübung*« scheint vom Wort her zu aktiv und damit am eigentlichen Sinn der autogenen Atmung vorbeizugehen. Zutreffenderweise daher:

— »*Einstimmung auf die Atmung*«.

Anfangsschwierigkeiten

Diese wird an die bisherigen Übungen angeschlossen, wodurch sich die Gesamtübungszeit auf etwa 10 Minuten ausdehnt. Um die autogene Atmung entwickelt sich später eine rege Aussprache. Stets haben einige Teilnehmer ihre Atmung früher bei anderen Übungen und zu einem anderen Zweck verwendet: Yogaübungen haben eine besondere Form der Atmung: Sänger und Sängerinnen sind auf eine »Luftsäule« eingestellt, Taucher sind darauf trainiert, die Luft so lange wie möglich anzuhalten und so weiter. Solche Teilnehmer sind auf eine bestimmte Form der Atmung vorprogrammiert. Sie haben gelegentlich Anfangsschwierigkeiten, kommen jedoch nach dem Erleben der autogenen Atmung mit ihren eigenen Bedürfnissen um so besser zurecht. Nach der ausführlichen Erklärung und Aussprache üben die Gruppenteilnehmer unter Verwendung der neuen Formeln.

Eine einleuchtende Erklärung über das Geschehen bei der Atmung ist *W. Kruse* zu verdanken, die auf einem Kongress einen Kurs »Autogenes Training für Kinder« abhielt. Zufällig waren die Autoren anwesend, als die Atmung erklärt wurde. W. Kruse saß auf dem Boden, rings herum acht Kinder im Alter von 10-11 Jahren. Sie erklärte die Formeln mit den gleichen Worten, die auch in den Gruppen mit Erwachsenen angewendet werden. Schließlich fragte sie in die Runde: »Könnt Ihr Euch wohl vorstellen, was das für ein Unterschied ist zwischen ›Atmung ganz ruhig‹ und ›Es atmet mich‹?« Nach kurzer Pause meldete sich ein Mädchen und sagte »:Atmung ganz ruhig‹ das ist so, als wenn mir das irgendjemand sagt. Und bei ›Es atmet mich‹ da sage ich mir das selbst!« Man kann viel von Kindern lernen!

Die dritte Übung (Atmung)

Das Erlebnis der Atmung

Auch bei der Einstimmung auf die Atmung sind die Erfahrungsberichte der einzelnen Teilnehmer nach der Übung anfangs unterschiedlich. Dass diese von Gruppe zu Gruppe recht verschieden sind, kann an einer mangelhaften Erklärung von Seiten des Gruppenleiters liegen, oder die auftretenden Schwierigkeiten liegen bei den Übenden selbst.

Unsere Atmung ist ein sehr komplexer Vorgang, der sowohl willkürlich gesteuert werden kann, als auch automatisch, also unbewusst abläuft. Atmend erleben wir die Polarität des Lebens in dem Rhythmus zwischen der Einatmung = Spannung und der Ausatmung = Entspannung, zwischen Zusammenziehen und Entfalten, zwischen aktivem Lufteinziehen und passivem Loslassen. Kein Geringerer als Goethe hat über den Vorgang der Atmung ein wunderschönes Gedicht verfasst:

»*Im Atemholen sind zweierlei Gnaden:*
Die Luft einziehen, sich ihrer entladen.
Jenes bedrängt, dieses erfrischt;
so wunderbar ist das Leben gemischt.
Du danke Gott, wenn er dich preßt,
und dank ihm, wenn er dich wieder entläßt!«

Etwas alltäglicher fasste eine in ihrem familiären Alltag überstrapazierte Mutter von drei kleinen Söhnen ihre Erfahrung mit dem lapidaren Satz zusammen: »Im Ausatmen fühlte ich mich immer so richtig wohl, es tat mir fast leid, wieder einatmen zu müssen.«

Gelegentlich unmittelbar *nach* der Einstimmung auf die Atmung, häufiger später, kommen Berichte über eine deutliche Verstärkung der Schwere- und Wärmeempfindung während der Ausatmungsphase. Mit der Ausatmung intensiviert sich der Grad der Entspannung, während er sich mit der Einatmung abflacht.

Verstärkung der Schwere- und Wärmeempfindung

Es ist jedem bekannt, dass seelische Reaktionen ihren sicht- und fühlbaren Ausdruck in der Atmung finden können. Bei Erschrecken »stockt der Atem« (nach der Einatmung), oder »es bleibt die Luft weg«, gleichzeitig werden die Schultern angehoben: Der Mensch bekommt Angst. Seelische Erregung wie körperliche Anstrengung beschleunigen die Atmung: Man kommt »außer Atem«. Gelegentliches tiefes Einatmen kann an

Gruppe wirkt als Regulativ

Seufzen erinnern und auf ein tiefer sitzendes Problem aufmerksam machen. Häufig werden unbewusste, verdrängte Gedächtnisinhalte mit fortlaufender Harmonisierung der Atmung frei, d.h. sie steigen aus dem Unbewussten in das Bewusstsein auf und werden dadurch einer Be- bzw. Verarbeitung zugänglich. Diese verdrängten Inhalte treten in verschiedener Form zutage, als unkodierte (klare) oder kodierte (verschlüsselte) Rückmeldungen, wie es *Wallnöfer* nennt. Sie können also als direkte oder indirekte Wahrnehmung ins Bewusstsein treten.

Die Rückmeldungen können auch in Form von Assoziationen auftreten (der Übende erinnert sich spontan irgendeiner durchgemachten Situation oder eines Erlebnisses). Seltener entstammen sie einer (tieferen) Bilderschicht. Schließlich tauchen sie versteckt in Versprechern des Teilnehmers auf, d.h. er gibt einen Teil von sich preis. Für den Gruppenleiter ist es eine wichtige Aufgabe, auf diese Zeichen, Symbole und Versprecher zu achten, sie dem Übenden bewusst zu machen, mit ihm darüber zu sprechen, um dadurch eventuell einer Klärung näher zu kommen. Fehlerhaft wäre hier eine vorschnelle Deutung durch den Gruppenleiter. Er soll vielmehr den Übenden anregen, sich selbst zu äußern und seine eigenen Einfälle zu bringen. In diesem analytischen Geschehen beim autogenen Training wirkt die Gruppe als ein ausgezeichnetes Regulativ: Im partnerschaftlichen Gruppengespräch kann jeder einzelne seine eigenen Einfälle und Assoziationen äußern.

Versuche der Vergangenheitsbewältigung

Einige Beispiele mögen das Gesagte verdeutlichen.

> **Fallbeispiele**
> Am dritten Abend, also nach Einübung der Schwere und Wärme berichtet eine 55-jährige Kursteilnehmerin: »Ich hatte zu Hause ein außerordentlich erholsames Training. Ich habe mich hinterher ganz besonders wohl gefühlt und dieses gute Gefühl hat auch weiterhin angehalten. Ich muss dazu bemerken« – so fuhr sie fort – »dass ich seit Jahren eine sehr lästige Erscheinung habe: Immer wenn ich Musik höre, muss ich sehr heftig weinen, nicht nur im Radio, sondern auch bei Konzerten. Ich vermeide deshalb seit Jahren den Besuch öffentlicher Konzerte. Bei diesem so erholsamen Training hatte ich plötzlich ein Bild nach Art eines Traumbildes vor mir. Ich sah mich selbst im Alter von elf Jahren in unserer damaligen Küche, meiner Mutter aus einem

Die dritte Übung (Atmung)

Buch vorlesend. Die Mutter weinte sehr, da kurz zuvor der Vater gestorben war, und durch das geöffnete Fenster drangen die Klänge des Weihnachtsmarktes unten im Hof. Es ist doch merkwürdig, dass gerade dieses Bild aufgetaucht ist und dass ich mich dabei so wohl gefühlt habe.«

Der Verlauf des Kurses wurde anschließend durch die Weihnachtsferien unterbrochen, und danach berichtete die Kursteilnehmerin, sie habe noch nie ein so schönes Fest erlebt. Sie habe sich dem Genuss der Musik und der Weihnachtslieder ungestört hingeben können.

Hier genügte offensichtlich das bloße Wiedererinnern und die Aussprache einer als schmerzhaft erlebten Situation, um sich durch dieses einmalige Erlebnis aus der Identifikation mit der Mutter lösen zu können. Bekanntlich führt das bloße Erinnern nur ausnahmsweise zu einer Lösung bzw. Symptombeseitigung. Im analytischen Vorgehen schließen sich das Wiederholen und Durcharbeiten an.

Eine 35-jährige alleinstehende Mutter mit zwei Kindern berichtet nach der Atemübung: »Ich habe aus Versehen die Atmung ganz schwer (statt ruhig) eingestellt. Komisch, die Atmung ging dabei tatsächlich ganz schwer. Als ich auf ›Es atmet mich‹ überging, hatte ich ein ganz leichtes und beschwingtes Gefühl.«

Ein 22-jähriger Student kam bei der Einstimmung auf die Atmung mit der Vorstellung der Luftmatratze, die er auf die Wellen des Meeres verlegt hatte, nicht zurecht. Dazu fiel ihm ein, dass er vor einem halben Jahr im Mittelmeer mit einem Schnorchel unter Wasser geschwommen war. Dabei hatte jede Welle die Luftzufuhr durch den Schnorchel unterbrochen. Bei dem Gedanken an Wellen erlebte er jetzt diese unangenehme Situation in seinen Assoziationen wieder, wodurch sein Atemerlebnis gestört war.

Ein 55 Jahre alter kaufmännischer Angestellter in litt seit einigen Jahren an ihm unerklärlichen, meist nachts auftretenden Angstanfällen. Er glaubte herzkrank zu sein; wiederholte Untersuchungen bei verschiedenen Ärzten ergaben keinen pathologischen Herzbefund. Die Grundhaltung des patriarchalisch-jovial wirkenden Mannes, der sich aus kleinen Anfängen mit großer Energie und Zähigkeit zu einer leitenden Position

Angstzustände besser verstehen

hinaufgearbeitet hatte, war skeptisch abwartend. Die nächtlichen Angstanfälle erzeugten zwar einen hohen Leidensdruck, es bestand jedoch eine außerordentlich geringe Krankheitseinsicht. »Ich bin kein ängstlicher Mensch!« war eine häufig von ihm wiederholte Redewendung. Im nächsten Satz jedoch berichtete er, dass er im Kino und Theater stets einen Platz am Rande einnehme und sich in der Straßenbahn möglichst nahe der Tür aufhalte. Er erklärte diese Verhaltensweise damit, dass er dies absichtlich und »mit Willen« tue, um schneller draußen sein zu können – überhaupt war das Wort »Wille« bei ihm ganz groß geschrieben, und er hatte mit seinem Willen im Leben in der Tat viel erreicht.

Nach der Einstimmung auf die Atmung berichtete er: »Ich habe mein ›Es‹ vergessen von ›Es atmet mich‹.« Auf die vorsichtige Frage: »Könnte es sein, dass Sie Ihre unbewussten Wünsche, etwas vernachlässigt haben?« wurde der Patient nachdenklich. Er konnte auf diese Weise seine Angstzustände etwas besser verstehen.

Einige Wochen nach Beendigung des Kurses kam es noch einmal zu einem Angstanfall, seither nicht mehr. Nachbeobachtungszeit: 5 Jahre.

Resonanzdämpfung der Affekte

Derartige Berichte über den Trainingsverlauf bei anderen Teilnehmern geben den in seminarähnlicher Form verlaufenden Übungsstunden ein farbiges Gepräge und regen zum Nachdenken an.

 Fallbeispiele

So kam ein 35-jähriger Teilnehmer, der wegen einer Sprechhemmung (früher war er Stotterer) einen Kurs besuchte, zu der für ihn wichtigen Erkenntnis: »Ich habe festgestellt, es geht mir besser, wenn ich geduldig mit mir bin.« Früher hatte er sich nämlich häufig über sich geärgert, dadurch traten innere Spannungen auf, die ihn im Sprechen behinderten. Ärger oder Wut sind Affekte, sicht- und fühlbare Gemütsbewegungen. Im autogenen Training kommt es zu einer Resonanzdämpfung der Affekte (*J. H. Schultz*, s.a. S. 116). Darüber hinaus hat jener Übende die autogene Erfahrung gemacht, sich bei vermehrter freundlicher Zuwendung zu sich selbst wohler zu fühlen.

Die dritte Übung (Atmung)

Eine 45-jährige Teilnehmerin litt unter einer hartnäckigen Schlafstörung. Die Schwere- und die Wärmeübung spürte sie zunächst nur schwach und als mit der Atemübung begonnen wurde, meinte sie: »Dieses ›Es atmet ich‹ stört mich sehr.« Der Hinweis auf ihr Versprechen beachtete sie zunächst nicht, versprach sich jedoch kurz darauf noch einmal in der gleichen Weise. Auf die Frage, warum sie ihr Ich so betone und was denn mit ihrer Atmung los sei, unterbrach sie eine halbe Stunde später aufgeregt das Gruppengespräch: »Da ist mir etwas eingefallen! Ich musste vor 25 Jahren in einem Bergwerk arbeiten. Dabei wurde ich verschüttet und zog mir eine schwere Brustkorbquetschung mit 12 Rippenbrüchen zu. Anschließend lag ich neun Monate in einem Krankenhaus. Ich schwebte wochenlang zwischen Leben und Tod. Vielleicht hat dies etwas mit meiner Atmung zu tun.« Sie musste wohl damals ihre gesamte Ichstärke einsetzen, sonst hätte sie in der vitalen Bedrohung nicht überlebt.

Nachdem ihr dieser seelische Mechanismus klar geworden war, konnte sie sich besser in die Atmung einspüren, und auch die Grundübungen der Schwere und Wärme besser realisieren. Parallel dazu verschwand ihre Schlafstörung, sie schlief – wie sie sagte – »ganz von selbst«. Bei der zuletzt aufgeführten Patientin gelang es durch einen Versprecher beim autogenen Training, eine Brücke zu schlagen zwischen dem schwer traumatisierten Erlebnis der Brustkorbquetschung vor 25 Jahren und dem Hier und Jetzt der aktuellen Situation, wobei das Symptom der Schlafstörung »ganz wie von selbst« verschwand. Natürlich sind solche rasche, positiven Ergebnisse nicht immer zu erwarten, vor allem dann nicht, wenn das Symptom (hier die Schlafstörung) nicht die Folge eines einmaligen traumatisierenden Erlebnisses (hier die Verschüttung und Brustkorbquetschung) ist, sondern Ausdruck einer länger anhaltenden seelischen Fehlentwicklung.

Gefährliches Erlebnis

Die Unterscheidung zwischen abnormen seelischen *Reaktionen* und abnormen seelischen *Entwicklungen* (*Langen*) ist für die Praxis außerordentlich wichtig. Eine abnorme seelische Reaktion auf ein rasch auftauchendes und wieder abklingendes Ereignis wird im allgemeinen geringere Spuren hinterlassen als eine abnorme seelische Entwicklung, bei der sich über längere Zeit verschiedene Störungen einschleifen können. Dies ist um so gravierender, als derartige Verhaltensweisen von den Beteiligten zunächst häufig nicht bemerkt oder erst dann erkannt werden, wenn ein Symptom entsteht.

Über den Schmerz

Warnsignale ernst nehmen

»Der Schmerz ist der bellende Wachhund der Gesundheit.« Diesen Satz prägte ein großer Arzt vor mehr als hundert Jahren. Treten bei einem Menschen Schmerzen auf, so ist dies für ihn ein Warnsignal, sich darum zu kümmern und gegebenenfalls zu einem Arzt zu gehen. Dessen Aufgabe ist es, gemeinsam mit dem Patienten nach der Ursache zu suchen, eine Diagnose zu stellen und die erforderlichen Maßnahmen einzuleiten. Bekanntlich kommen Patienten mit Erkrankungen, bei denen dieses Warnzeichen ausbleibt, fast immer zu spät zum Arzt. Wenn wir uns im folgenden mit der Schmerzreduzierung beschäftigen, so soll damit die biologische, gesundheitserhaltende Funktion des Schmerzes nicht in Frage gestellt werden.

Der Schmerz ist eine Funktion unserer bewussten Wahrnehmung. Einen unbewussten Schmerz gibt es nicht. Jeder Mensch hat eine Schmerzschwelle: Es gibt schmerzempfindliche Menschen und solche, die weniger schmerzempfindlich sind. Die Schmerzschwelle ist jene individuell verschiedene Grenze, von der an ein äußerer oder innerer Reiz als Schmerz empfunden bzw. erlebt wird.

Das Schmerzgeschehen ist ein komplexer Vorgang: Man spricht von seelischen und körperlichen Schmerzen, wobei der Charakter des Schmerzes unterschiedlich empfunden wird. Er wird u.a. nagend, drückend, brennend, stechend, beißend, reißend oder ziehend angegeben. Ein Spannungsschmerz wird oft krampfartig wahrgenommen. Häufig jedoch hat der Schmerz eine Form von affektbesetzter Angst, nämlich der Angst, es könnte noch schlimmer kommen.

Ein typisches Beispiel für das zuletzt Genannte ist der Schmerz beim Zahnarzt. Vergegenwärtigt man sich die Situation eines Patienten im Zahnarztstuhl. Beim Bohren trifft der Zahnarzt unversehens auf einen Nerv. Der Patient zuckt zusammen, seine Muskeln spannen sich, die Hände umfassen die Armlehne fester: Er reagiert mit vermehrter Muskelspannung. Der Zahnarzt setzt ab, lächelt, um seinen Patienten zu beruhigen, und fügt vielleicht hinzu: »Ist gleich vorbei!« Für den Patienten jedoch kommt jetzt etwas Schlimmes: das Warten auf den Wiederbeginn des Bohrens. Diese Erwartung eines neuerlichen, möglicherweise stärkeren Schmerzerlebnisses erzeugt vermehrte muskuläre Spannung, die sich bis zur Verkrampfung steigern kann. Der Mensch befindet sich jetzt im Zustand von affektbesetzter Angst, d.h. der Erwartungsangst, der Schmerz könne beim nächsten Mal noch größer sein. Der ganze Körper ist wie eine Feder gespannt, die Hände umklammern die Lehne. Dadurch wird ein neuerlicher, manchmal sogar geringerer und weniger intensiver Schmerz als besonders unangenehm erlebt.

Bei der autogenen Schmerzreduzierung wird das genaue Gegenteil dessen versucht, was soeben geschildert wurde. Man gerät nicht in Spannung, sondern gleitet in die Entspannung. Mit anderen Worten, man führt den autogenen Versenkungszustand herbei. Man macht in dem an sich bequemen Zahnarztstuhl ein autogenes Training. Der Erfolg ist häufig verblüffend. Besonders erstaunt ist oft der Zahnarzt selbst, der seine Patienten meist nur ge- oder verspannt kennt. Gelegentlich quittiert er die autogene Versenkungshaltung seines Patienten mit der Frage: »Geht es Ihnen nicht gut? Fühlen Sie sich schlecht?«, es sei denn, er hat Erfahrung mit dem autogenen Training. Dann weiß er, was in seinem Patienten vorgeht.

Autogener Versenkungszustand beim Zahnarzt

Im autogenen Training kommt es mit der gesenkten und eingeengten Bewusstseinslage zu einer Veränderung der Schmerzschwelle und zu einer affektiven Dämpfung des Schmerzerlebnisses. Der Übende entkleidet den Schmerz seines Mantels von Affekt und Angst, es bleibt ein bloßes Wehtun zurück. Was noch weh tut, wird gleichgültig, und was gleichgültig ist, stört nicht mehr. Das Wort »gleichgültig« beinhaltet: So viel und so wenig gültig wie das andere auch. Es distanziert vom Schmerzerlebnis, und Abstand ist eine Voraussetzung für Entspannung. *J. H. Schultz* nennt dies die »affektive Resonanzdämpfung«. »Der selbständig herbeigeführte autohypnoide Zustand bedingt somit neben einer Veränderung der Bewusstseinslage schon von sich aus eine Verringerung des Schmerzerlebnisses, was nun durch spezielle Suggestionen noch intensiviert werden kann« (*Langen*). Zum Beispiel ist es möglich, durch den Vorsatz »Schmerz ganz gleichgültig« den Schmerz zu reduzieren –, *allerdings stets nach vorheriger ärztlicher Abklärung*. Ein länger dauernder Schmerz muss auf jeden Fall ärztlich abgeklärt werden.

Gedämpftes Schmerzerlebnis

An dieser Stelle sei der Erfahrungsbericht eines 32-jährigen Arztes wiedergegeben, der sich ein halbes Jahr nach dem Erlernen des autogenen Trainings wegen eines Sportunfalls einer Bandscheibenoperation unterziehen musste:

> **Fallbeispiel**
> »Nach einem Sportunfall mit Nervenquetschung und Parese (Lähmung) der Beine musste ich mich einer Bandscheibenoperation unterziehen. Das autogene Training hat während dieser Situation folgende Wirkungen gezeigt: im allgemeinen Nivellierung von Reizanhäufung und Vermeiden von Affekten. Hieraus folgte die Fähigkeit, Abstand zu gewinnen und die Situation relativ realitätsbezogen zu beurteilen und zu entscheiden. Nach der Operation war es mir möglich, nahezu ohne Schmerz- und Schlaftabletten auszukommen und auch das ruhige Liegen auf dem Rücken während der ersten fünf Tage einigermaßen gut zu überstehen. Eines Nachts traten besonders starke Schmerzen auf. Ich versuchte, ein autogenes Training durchzuführen. Es hatte folgenden Ablauf: Der ganze Körper schien durch die dauernden Schmerzen stark verspannt und verkrampft. Ich hatte aber das Empfinden, dass diese Anspannung eine Folge des Schmerzes, ja eine Absicherung und Abwehr meiner Person gegenüber diesem Schmerz sei. Wollte ich nun das autogene Training anwenden, musste ich damit einverstanden sein, zu entspannen, was für mich in diesem Moment gefühlsmäßig fast gleichbedeutend war mit der Tatsache, dem Schmerz wehrlos ausgeliefert zu sein. Das einzige, was für eine Entspannung sprach, war der in der damaligen Situation ziemlich kleine Funke Vertrauen auf die Wirkung des autogenen Trainings. Ich entspannte mich und empfand mich fast Unmittelbar schmerzfrei.
> Ich war sehr erstaunt, jedoch gleichzeitig aufmerksam, denn ich hatte den Eindruck, dass sich der jetzige Zustand in der Schwebe befand und ich nur schwer in ihm bleiben konnte. Nach einer nicht objektiv feststellbaren Zeitspanne fiel ich wieder in den alten Schmerzzustand zurück mit dem Unterschied, dass ich mich etwas ausgeruht und gekräftigt fühlte. Nach der Entlassung aus der Klinik werden in einem solchen Fall für längere Zeit gymnastische Übungen verordnet, um die Beweglichkeit wieder zu erlangen. Dabei treten anfangs nach dem jeweiligen Üben immer wieder stärkere Schmerzen, be-

Erfahrungen nach einer Operation

gleitet von Muskelverspannungen, auf. Es bereitete mir keine Schwierigkeiten, diese unerwünschten Nebenerscheinungen durch ein autogenes Training abzustellen und sofort in einen tiefen Erholungsschlaf zu fallen.

Ich hatte nicht geahnt, welche Möglichkeiten durch das erlernte autogene Training latent in mir vorhanden waren. Obwohl ich nicht allzu häufig geübt hatte (im Durchschnitt höchstens einmal pro Tag), konnte ich die Fähigkeit, autogen zu trainieren, sofort vollständig abrufen, als ich sie dringend brauchte. Die Wirkung des autogenen Trainings hat mit der starken Zunahme der Stressfaktoren Schritt halten können.

Positive Ergebnisse

Nach diesen Erfahrungen meine ich, dass Wert, Wirkung und Möglichkeiten des autogenen Trainings bei normaler, alltäglicher Reizbelastung nicht voll in Erscheinung treten können. Erst die Schmerzbelastung ließ hier die tiefgreifende Wirkungsmöglichkeit des autogenen Trainings erahnen.«

Soweit der Bericht dieses Patienten. Ergänzend sei noch angefügt, dass Menschen in Angstsituationen des Lebens im allgemeinen für das autogene Training gut motiviert sind. Beispielsweise haben Patienten vor einem ärztlichen oder zahnärztlichen Eingriff oder Studenten vor einem Examen oft eine gute Motivation.

Zunehmende Bedeutung gewinnt das autogene Training in der Geburtshilfe, wo es eine wesentliche Unterstützung bei der Entbindung sein kann. Bei vielen Frauen ist der Geburtsvorgang von der Trias Angst-Spannung-Schmerz überschattet. Das autogene Training kann Angst abbauen, entspannen und das Schmerzerlebnis vermindern bzw. abbauen. Es ist also in hervorragender Weise dazu geeignet, das ganze Geschehen bei der Geburt zu erleichtern. Die Wehentätigkeit wird harmonisiert, die Muskulatur des Beckens und des Beckenbodens wird locker, wodurch sich der muskuläre Widerstand verringert. Dadurch wird der gesamte Geburtsvorgang angenehmer gestaltet und zeitlich verkürzt, worauf besonders *Prill* hinwies. Ein weiteres häufig verwendetes Verfahren zur Geburtserleichterung stammt von *Dick-Read*: »Geburt ohne Angst«. Diese Methode ist dem autogenen Training nicht unähnlich.

Autogenes Training und Schwangerschaft

Geburt ohne Angst

> **Fallbeispiel**
> Eine 36-jährige Teilnehmerin berichtete über eine eindrucksvolle Beobachtung, die sie während zweier Schwangerschaften an sich gemacht hatte. Sie hatte an einem Grundkurs teilgenommen und ihre Formeln für sich abgewandelt. Sie stellte ein: »Wir sind ganz ruhig« und »Es atmet uns.«
> Auf diese Weise konnte sie ihre durch die Kindsbewegungen bedingten Schlafstörungen günstig beeinflussen und in ihrem Training die Rückenlage beibehalten, was vorher nicht möglich gewesen war.
> Während ihrer zweiten Schwangerschaft geriet sie in einen schweren Angstzustand. Durch Vertiefung der Übungen des autogenen Trainings und mit Hilfe von besonders auf die Situation der jungen Frau eingestellten formelhaften Vorsatzbildungen konnten die Ängste deutlich reduziert werden.
> Die zweite Entbindung dauerte nur zwei Stunden. Mit dem Vorsatz »Wehen aushaltbar und bald vorüber« erlebte sie eine merkliche Erleichterung, obwohl eine Gebärmutterhalsnarbe – ohne Anästhesie! – gelöst werden musste.

Verkrampfungen lösen sich

Überall im menschlichen Körper, wo Schmerzen durch Spannung oder Verkrampfung auftreten, kann uns das autogene Training eine Hilfe sein. In der täglichen ärztlichen Sprechstunde sind Kopfschmerzen ein sehr häufig geklagtes Symptom. Aufgabe der ärztlichen Untersuchung ist die Feststellung, ob sie körperlich verursacht oder seelisch bedingt sind.

Eine 28-jährige Frau litt unter Migräne. Die neurologische Untersuchung ergab keinerlei Abweichung von der Norm. Die Kopfschmerzen bestanden seit dem 16. Lebensjahr und schienen in einer gewissen Abhängigkeit von ihren Menstruationsbeschwerden zu stehen.

In einem Gruppenkurs, in dem sie die Übungen des autogenen Trainings gut realisieren konnte, verschwanden die Kopfschmerzen etwa in der 5. Übungswoche. Ihr Schlaf normalisierte sich, und ihre Arbeit machte ihr wieder Freude. Gleichzeitig berichtete sie noch von weiteren erfreulichen Entwicklungen: Beim Skilaufen konnte sie Abfahrten, die ihr früher Angst eingeflößt hatten, mühelos bewältigen. Eine weitere Störung, die ihr bisher große Schwierigkeiten gemacht hatte, war verschwunden: das nächtliche Zähneknirschen – und zwar durch das »Loslassen« der Kaumuskeln (siehe auch Kapitel Gesichtsentspannung).

Die dritte Übung (Atmung)

Viele Frauen klagen vor und während der Menstruation über Schmerzen im Bereich der Lendenwirbelsäule oder im Unterleib. Bei funktionellen Störungen gynäkologischer Art ohne krankhaften Organbefund hat das autogene Training oft ausgezeichnete Wirkung.

Eine 28-jährige Studentin quittierte das Ausbleiben dieser Schmerzen im Verlauf des Kurses mit den Worten: »Merkwürdigerweise hatte ich neulich bei meiner Periode keinerlei Beschwerden und Schmerzen. Ich dachte mir dabei: Nanu, was ist jetzt schon wieder los?!« Offenbar hatte sie den alle vier Wochen auftretenden Schmerz schon so weit in den rhythmischen Ablauf ihres Lebens integriert, dass sie das Ausbleiben der Beschwerden als ungewohnt und damit als Warnsignal empfand.

Die vierte Übung (Herz)

 Der rechte (linke) Arm ist ganz schwer (etwa (6-mal)
Ich bin ganz ruhig (Ruhe kommt von selbst) (1-mal)
Der rechte (linke) Arm oder die rechte (linke) Hand ist ganz warm (etwa 6-mal)
Ich bin ganz ruhig (1-mal)
Atmung ganz ruhig (»Es atmet mich«) (etwa 6-mal)
Ich bin ganz ruhig (1-mal)
Herz (Puls) (schlägt) ganz ruhig und gleichmäßig (kräftig) (etwa 6-mal)
Ich bin ganz ruhig (1-mal)

Ist nach weiteren 8-14 Tagen die Atmung in den Ablauf des Trainings einbezogen, so folgt die Besprechung der Herzübung.

Vorher jedoch berichtet wieder jeder Einzelne über seine bisherigen Erfahrungen. Von vielen wird die Einstimmung auf die Atmung als ganz besonders angenehm und wohltuend empfunden. Bei gelegentlich noch vorhandenen Schwierigkeiten hilft oft ein erneuter Hinweis darauf, dass die Atemübung nicht als Aufgabe betrachtet werden darf. Sie ist eine Hinwendung an sich selbst, eine Innenschau, ein Stück Selbsterfahrung: Die Atmung läuft von ganz allein, und meine Gedanken passen sich ihrem Rhythmus an.

Herz sendet Signale

Nach dem einleitenden Gespräch wird das Herz in den Mittelpunkt gestellt. Normalerweise spürt man sein Herz nicht. Erst, wenn es »streikt«, schickt es Signale. Dann wird einem unangenehm bewusst, dass man ein Herz hat. Eine Reihe von negativ besetzten Redewendungen in der Sprache zeigt die zentrale Bedeutung dieses Organs im Körper: Das Herz »stolpert« bei unregelmäßigen Schlägen (Extrasystolen), es schlägt »dumpf in den Hals hinauf« (nach einem Schreck), es »fällt einem in die Hosen« (bei Angst). Zu den Gefühlsregungen des Herzens gehören auch das Herzklopfen vor einer Prüfung, das »Springen« oder das »Höherschlagen des Herzens vor Freude«. Hinzu kommen direkte negative Herzsensationen wie Brennen, Stechen oder Ziehen in der Brust. »Herzenge« oder Beklemmung in der Herzgegend sind Begriffe, die einem Angstgefühl nahe stehen.

Abwandlungen

Der Sinn der Herzübung ist es, sich dem Herzen positiv zuzuwenden, das »Herzerlebnis zu entdecken«, wie sich *J. H. Schultz* ausdrückt. Was wünschen wir uns von unserem Herzen? Es soll

Die vierte Übung (Herz)

ruhig und gleichmäßig schlagen. Dementsprechend lautet die Standardformel:

❗ **»Herz schlägt ganz ruhig und gleichmäßig (regelmäßig)!«**

Teilnehmer mit niedrigem Blutdruck kommen meistens mit der Formel

❗ **»Herz schlägt ganz ruhig und kräftig«** zu besseren Ergebnissen.

Schon bei der Schwere- und Wärmeübung hat sich der Herzschlag beruhigt. Der Übende soll nun versuchen, mit dem neuen Vorsatz das Schlagen seines Herzens zu erspüren. Viele spüren oder fühlen oder hören ihr Herz nicht da, wo es liegt – nämlich in der Brust –, sondern sie nehmen irgendwo im Körper ihren Puls wahr: in den Fingern, im Ohr, am Hals, im Becken oder an irgendeiner anderen Stelle. Herz ist überall da, wo Puls ist. Die Formel kann dann dahingehend abgeändert werden:

❗ **»Puls ganz ruhig und gleichmäßig.«**

Diese Formulierung wird von vielen Kursteilnehmern gewählt, besonders wenn ein sogenanntes nervöses Herz, vorliegt. Das Wort »schlägt« ist manchmal negativ belastet.

Nach dieser einleitenden Erklärung folgt eine Einschränkung:

Bei allen Patienten, bei denen das Herz als Störfeld im Mittelpunkt der Beschwerden steht, bleibt zunächst die Herzübung vollkommen weg. Sie sollen »ihr Herz links liegen lassen«, wo es in der Tat auch liegt. Bei unregelmäßigem Herzschlag (Extrasystolie oder absolute Arrhythmie), bei organischen oder funktionell-nervösen Herzerkrankungen und beim Zustand nach Herzinfarkt kann der unkontrollierte Einbau der Herzübung zu unangenehmen Sensationen führen. Patienten mit Ängsten und Phobien verarbeiten erfahrungsgemäß die Herzübung häufig negativ, da ganz allgemein Angstzustände oft in die Herzgegend projiziert werden. Es kommt dabei zu Unruhe und nervösem Herzklopfen, wodurch der Trainingsverlauf gestört ist.

Vorsicht bei der Herz-Puls-Übung

Aus dem Gesagten wird deutlich, dass die Herzübung mit Vorsicht und nur unter ärztlicher Kontrolle angewendet werden darf, um unbeabsichtigte, negative Wirkungen zu vermeiden. Es ist notwendig, die Gründe für diesen Verzicht offen darzulegen und zu erklären, dass das anfängliche Weglassen der Herzübung weise ist. Dies geschieht im partnerschaftlichen Miteinander des Gruppenprozesses, denn das autogene Training ist *einsichtiges Lernen*. Einsicht nehmen heißt sich selbst besser verstehen. Es ist Aufgabe des Gruppenleiters, die Übenden diesem Selbstverständnis näher zu bringen. Die verständnisvolle Aussprache über möglicherweise (nicht notwendigerweise) auftretende Schwierigkeiten beim Erlebnis der Herz-Puls-Übung macht den Gruppenteilnehmern nicht nur keine Angst, sondern entlastet sie sogar. Es fördert eher die Erkenntnis, das das autogene Training kein Leistungssport ist, bei dem eine »Übung« nach der anderen absolviert werden muss, sondern langsames Erspüren neuer Möglichkeiten und Erkennen eigener Grenzen.

Nach dieser einleitenden Erklärung übt die Gruppe wieder unter Hinweis darauf, dass die Einstimmung auf das Herz an das Bisherige angefügt wird. Die einzelnen Standardformeln werden durch die Vorstellung der Ruhe miteinander verbunden. Ist die ganze Übung in der bisherigen Form einmal durchlaufen, kann der Übende wieder von vorn beginnen. Die Übungsdauer beträgt maximal 10-12 Minuten, wobei jeder weiß, das er auch früher zurücknehmen kann. Dass der Versenkungszustand mit einer exakten Zurücknahme beendet werden muss, ist immer wieder zu betonen.

Die Berichte der einzelnen nach der Übung sind unterschiedlich. Manche spüren ein leichtes Pulsieren in den Fingerspitzen, andere berichten über ein langsames Leiser werden des anfangs kräftigen Herzschlages, dessen Puls an irgendeiner Stelle des Körpers fühlbar wird. Für viele bedeutet die neu hinzugenommene Herzübung eine deutliche Intensivierung ihres Trainings. Die Empfindungen der Schwere und Wärme haben sich weiter vertieft.

Ergänzung der Herzübung

Kein willentliches Bemühen

Das Herz ist ein sehr sensibles Organ, das auf psychische Einflüsse stark reagieren kann. Veränderungen der Herzschlagfolge im Sinne einer Verlangsamung oder Beschleunigung können schaden. Vor eigenmächtigen Versuchen in dieser Richtung muss eindringlich gewarnt werden! Manche berichten, sie hätten »trotz allen Bemühens« von ihrem Herzen nichts gemerkt, ja die neue Herzübung hatte ihren autogenen Versenkungszustand gestört. Dazu ist zu bemerken, dass gerade dieses »willentliche Bemühen um etwas« der gedanklichen Vorstellung im autogenen Training entgegenwirkt. Die ganze Kunst besteht darin, diese gedankliche Vorstellung im Zustand einer gleichschwebenden Aufmerksamkeit zu vollziehen. Und gerade hier liegt für manche eine Schwierigkeit. Der Ersatz der Herzformel durch den Vorsatz:

❗ »Brustraum weit und frei«

ist für manche funktionell Gestörte eine wesentliche Hilfe (*H. Binder*).

Das Terminerwachen

Es gibt Menschen, die eine ganz besondere Fähigkeit entwickelt haben: das Aufwachen zu einem Zeitpunkt, den sie kurz vor dem Einschlafen festgesetzt haben. Dies beruht auf einer eigenartigen Befähigung des Menschen, die man »innere Uhr« oder »Terminuhr« nennt.

Die Kunst des Terminerwachsens besteht in einem mühelosen Aufwachen zu der vorbestimmten Zeit nach einem gelösten und erquickenden Schlaf. Der Schläfer legt sich abends mit dem Vorsatz, um 4 Uhr zu erwachen, zu Bett und wacht pünktlich zur gewünschten Stunde auf. Es ist möglich, mit Hilfe des autogenen Trainings diese Fähigkeit auf die Minute genau zu kultivieren.

Zum gewünschten Zeitpunkt wach werden

Der Mechanismus dieser minutiös funktionierenden Terminuhr mag den Wissenschaftler mehr interessieren als den Laien.

Um am Samstag und Sonntag richtig ausschlafen zu können ist empfehlenswert, unmittelbar nach dem Erwachen autogen zu trainieren mit dem Ziel, erneut einzuschlafen. Diese Technik hat sich bei den Gruppenteilnehmern gut bewährt; sie wird von vielen gern angenommen und erfolgreich praktiziert.

Die Gesichtsentspannung

Die größten und kräftigsten Muskeln im Gesicht sind die beiden Kaumuskeln. Sie verbinden rechts und links den Oberkiefer mit dem Unterkiefer und dienen in erster Linie der Zerkleinerung der Nahrung. Sie haben jedoch noch eine weitere Funktion, nämlich beim Sprechen. Dabei werden sie ganz besonders bewegt, speziell beim lauten, aggressiven Sprechen, beim Schimpfen. Durch ihre Anspannung vergrößern sie die Oberfläche des Gesichtes (drohende Miene, Drohhaltung) und erzeugen dadurch beim Gegner Angst. Die Verhaltensforscher bezeichnen dies als Imponiergehabe und erinnern beispielsweise an einen knurrenden Hund, der sein Fell sträubt und sich dadurch größer macht, als er ist. Er jagt damit seinem Gegner Furcht ein.

Loslassen statt zusammenbeißen

Beim autogenen Training sind wir nicht aggressiv, sondern nehmen im Gegenteil eine eher als defensiv zu bezeichnende Haltung ein. Wir versuchen, die Kaumuskeln locker zu lassen, zu entspannen. Die Lippen bleiben dabei geschlossen, oder sie sind leicht geöffnet. Die Hauptsache ist, dass die Zahnreihen des Ober- und Unterkiefers sich voneinander entfernen. Dies fällt vielen Übenden anfangs schwer, weil wir meist darauf dressiert sind, »die Zähne zusammenzubeißen«, uns zusammenzureißen; die Funktionen des Müssens, des Sollens, des Sichzwingens usw. entstammen strengen willentlichen Intentionen.

Gelingt die Lockerung, das Loslassen der beiden großen Kaumuskeln, geschieht etwas sehr Wesentliches:

1. Im Sinne einer Generalisierung machen die kleinen Muskeln des Gesichts (Stirn, Wangen, Schläfen usw.) die Entspannung der beiden großen Muskeln nach. Häufig ist dabei das Loslassen sowie eine weitergehende Entspannung der gesamten Körper-Muskulatur zu beobachten. Ein Phänomen, das in der Literatur noch nicht ausreichend beschrieben wurde.
2. Es kommt zu einer deutlichen Entspannung im Bereich des Magen-Darm-Trakts. Die gluckernden Geräusche im Magen und im Darm, die bereits bei den ersten Übungen aufgetreten waren, sind jetzt deutlicher zu vernehmen. Die Gesichtsentspannung schafft damit einen zwanglosen Übergang zu der fünften Übung des autogenen Trainings: der Leibübung.

Die Gesichtsentspannung kann in den allgemeinen Übungsablauf mit dem Vorsatz aufgenommen werden:

> **»Gesicht locker und gelöst«**
> **»Gesicht lockert sich«** oder
> **»Unterkiefer fallen lassen«**

oder man lässt jeden gedanklichen Vorsatz weg und entspannt vor Übungsbeginn das Gesicht durch Lockerung des Unterkiefers.

Das Lockern des Unterkiefers durch Entspannung bzw. Entkrampfung der Kaumuskeln löst die Zahnreihen. Das hilft besonders jenen Menschen, denen eine meist nur nachts auftretende und weitgehend unbewusste Verhaltensweise große Schwierigkeiten bereitet: das Zähneknirschen.

Das nächtliche Zähneknirschen

Das Symptom des nächtlichen Zähneknirschens kommt vor allem bei nervösen Menschen vor. Es kann verschiedenes ausdrücken: Eigensinn, Aggression, auch Autoaggression, innere Durchhalteparolen (»ich muss die Zähne zusammenbeißen«) oder ähnliches. Will jemand im Wachzustand, also willkürlich, mit den Zähnen knirschen, so kann er nur einen Bruchteil jener Kraft aufwenden, die nachts am Werke ist. Beim üblichen Kauen beträgt die Kraft des Zubisses etwa 5 Kilopond (zahnärztliche Maßeinheit), sie kann bewusst-willentlich bei kräftigem Zubeißen auf etwa 7 Kilopond gesteigert werden. Der Zähneknirscher erreicht dagegen unbewusst während der REM-Phasen seines Nachtschlafs bis zu 25 Kilopond! Gerade das Zähneknirschen zeigt uns so recht die unglaublichen Kräfte, die in bestimmten Schlafperioden entfaltet werden. Partner des zähneknirschenden Schläfers wissen dies am Allerbesten, während der Schlafende selbst wegen der schädlichen Folgen den Zahnarzt aufsuchen muss. Das gewaltsame Zusammenpressen der Kiefer trifft ja die Zähne nicht nur in ihrer Längsachse (Pressen), sondern auch in einer seitlichen Hebelwirkung (Knirschen). Dadurch kommt es neben Schäden am Zahnschmelz zu einer Lockerung der Zähne im Halteapparat des knöchernen Kiefers.

Zum Schutz der Zähne werden in der Zahnheilkunde Schienen verwendet, die den direkten Aufbiss (Zahn auf Zahn) verhindern sollen. Damit sind die Folgen des Symptoms, die schädlichen Auswirkungen des Zähneknirschens, zwar gemindert, aber das eigentliche Problem ist noch nicht gelöst.

Auch die Zähne brauchen Schonung

Manchmal wachen derartige Patienten morgens auf mit erheblichen Schmerzen in der Kaumuskulatur beidseits, ja die nächtliche Überspannung der Muskeln kann sogar zu Veränderungen und Abnützungserscheinungen an den Kiefergelenken führen.

Die im Verlauf des autogenen Trainings erlernte und eingeübte allgemeine Entspannung führt zu einer Entkrampfung der Kiefernmuskeln. Besonders hilfreich hat sich hierbei ein am Abend durchgeführtes autogenes Training erwiesen. Die Verkrampfung löst sich im darauf folgenden Schlaf von selbst. Der Zähneknirscher kann sein Symptom aufgeben und schont damit die Kronen seiner Zähne ebenso wie die Nerven seiner Schlafpartner.

Die ideale Stellung des Unterkiefers bietet wohl die sog. »Ruhe-Schwebe-Lage« dar, bei der die Zahnreihen der Schneidezähne etwa 3-4 mm voneinander entfernt stehen.

»Probehandeln« – neue Erfahrungen

Spielerisches Korrigieren

Kinder spielen gern im Sandkasten. Sie formen spielerisch und experimentierfreudig Kuchen, Dämme, Sandburgen und andere Dinge, und entwickeln dadurch ihre Fertigkeiten und kreativen Kräfte. Auch die Erwachsenen sind in einem gewissen Sinn noch Kinder. Sie bringen die Erfahrungen ihres Lebens in das autogene Training ein. Im Zustand des gesenkten Bewusstseins, auf der Erlebnisebene des autogenen Trainings, sehen sie sich einmal anders, können Fehlhaltungen erkennen und neue Erfahrungen machen. Fast spielerisch lernen sie und sind dann vielleicht bereit, die eine oder andere Vorstellungsweise zur Bewältigung ihres Lebens und ihrer Probleme in die Realität zu übernehmen.

Es ist eine Art »Probehandeln«, das auf einer neuen Plattform, nämlich der Erlebnisebene, verläuft. Dieser Vorgang spielt sich teils unbewusst, teils bewusst ab. Immer wieder wird festgestellt, dass ein Teilnehmer auf gezieltes Ansprechen einer neuen Verhaltensweise mitteilt: »Ach ja, stimmt, das ist mir noch gar nicht aufgefallen.«

Nach Beendigung eines Kurses fasst eine Teilnehmerin ihre Erfahrung in dem Satz zusammen: »Ich habe jetzt gespürt, ich muss mich annehmen, wie ich bin, aber muss auch bereit sein, mich zu ändern.« Eine solche autogen gefundene Erkenntnis ist ein großer Schritt. Er schafft die Möglichkeit, aus sich selbst neue Wege zu finden und zu beschreiten.

Die vierte Übung (Herz)

> **Fallbeispiel**
> In diesem Zusammenhang ist der Bericht eines anderen Teilnehmers interessant, der in einer bestimmten Art von Rivalität mit seinem heranwachsenden Sohn ein psychosomatisches Symptom entwickelte: nämlich den Kreislaufkollaps. Ihm wurde übel, schwarz vor den Augen – als Folge musste er sich niederlegen. Die internistische Untersuchung hatte außer einem niedrigen Blutdruck keinen krankhaften Befund ergeben. Einige Therapiestunden lang war er mit den Übungen des autogenen Trainings nur recht mangelhaft zurechtgekommen. Er war zu willensbetont und blockierte das Geschehenlassen und Sichlösen durch krampfhaftes Festhalten an verstandesmäßigen, intellektuellen Erklärungen. Er war, wie wir in gemeinsamer Erkenntnis feststellten, zu »kopflastig«. Nach einigen Wochen der vergeblichen Bemühungen (und gerade das Bemühen blockierte ihn ja) kam er mit einer wichtigen Erfahrung in den Kurs: »Jetzt habe ich es. Ich muss es einfach nur geschehen lassen.«

Kein krampfhaftes Festhalten

Die fünfte Übung (Leib)

 Der rechte (linke) Arm ist ganz schwer (etwa 6-mal)
Ich bin ganz ruhig (Ruhe kommt von selbst) (1-mal)
Der rechte (linke) Arm (Hand) ist ganz warm (etwa 6-mal)
Ich bin ganz ruhig (1-mal)
Atmung ganz ruhig (»Es atmet mich«) (etwa 6-mal)
Ich bin ganz ruhig (1-mal)
Herz (Puls) (schlägt) ganz ruhig und gleichmäßig (kräftig) (etwa 6-mal)
Ich bin ganz ruhig (1-mal)
Leib (Bauch) strömend warm (Sonnengeflecht strömend warm) (etwa 6-mal)
Ich bin ganz ruhig (1-mal).

Sind die ersten vier Übungen gut eingeübt, folgt nach weiteren acht bis vierzehn Tagen die Leibübung. Mit den bisherigen Einstellungen der Schwere und Wärme in den Armen und mit dem Atem- und Herzerlebnis befanden wir uns oberhalb des Zwerchfells, oberhalb jener querverlaufenden Muskelplatte, die den Brustraum vom Bauchraum trennt. Zur besseren Verdeutlichung liegt die rechte oder (linke) Hand auf der Magengegend, wo sich unmittelbar unter dem Brustbein eine rechts und links von den Rippen flankierte, mehr oder weniger ausgefüllte Grube befindet. Die Teilnehmer sollen nun ihre Hand von der Mitte nach links führen, sodann nach unten, nach rechts und wieder nach oben zurück zur Mitte am Oberbauch. Diese Bewegung verläuft im Uhrzeigersinn und entspricht ziemlich genau dem anatomischen Verlauf des Dickdarms.

Wärme im Sonnengeflecht

Die Hand liegt jetzt wieder auf dem Oberbauch kurz unterhalb des Brustbeins. Darunter befindet sich der Magen. Noch tiefer innen, zwischen Magen und Wirbelsäule, liegt das Sonnengeflecht (Plexus solaris). Es ist dies der größte vegetative Nervenknoten des Körpers, die Schaltzentrale nicht nur für den Magen-Darm-Trakt, sondern auch für die Organe und Organsysteme des gesamten Bauchraumes bis zu den Sexualdrüsen. Wie empfindlich dieses Nervensystem reagieren kann, weiß jeder, der beim Boxen die Wirkung eines harten Schlages in die Magengegend gesehen hat: Die Zentrale wird dadurch momentan lahmgelegt, so dass der Getroffene blitzartig zu Boden geht.

Bekanntlich sind wir beim autogenen Training nicht aggressiv, sondern, wie bereits erwähnt, im Gegenteil eher defensiv.

Die fünfte Übung (Leib)

Wir leiten ein Wärmegefühl in die Magengegend mit dem Vorsatz: »Sonnengeflecht strömend warm«. Das Sonnengeflecht ist ein großes Nervengeflecht, das im eigentlichen Sinn nicht »warm« werden kann. Aber es dient als Mittler und Regulativ.

Wer sprachliche oder sonstige Schwierigkeiten mit dem Wort Sonnengeflecht verbindet, kann eine einfachere Formulierung wählen: »Leib (Bauch) strömend warm«.

Es gibt verschiedene Möglichkeiten zur Auswahl, es muss jedoch immer wieder festgestellt werden, dass die meisten das Wort »Sonnengeflecht« bevorzugen. In der Tat regt es ja auch die Vorstellungskraft recht positiv an: Eine Sonne ist etwas Wärmendes, und unter einem Geflecht kann sich auch jeder etwas vorstellen.

Der feuchtwarme Leibwickel, die Wärmflasche oder das Heizkissen auf dem Bauch sind altbewährte Hausmittel. Die autogene Wärme jedoch ist physiologischer und intensiver, sie kommt von innen her und wärmt die Magengegend von innen im Gegensatz zu den äußeren Wärmeanwendungen.

Man kann sich das Sonnengeflecht etwa in der Größe einer Kinderhand vorstellen. Die Finger der Hand entsprechen dann den Nerven, die strahlenförmig zu den gesamten Organen des Bauchraumes, des Magens und des Darmes hinführen. Das Sonnengeflecht arbeitet mit einer sehr feinen Steuerung. Es schickt seine nervösen Impulse zu allen Organen des Bauchraumes und ist damit u.a. verantwortlich für eine regelmäßige Weiterbeförderung des Speisebreis. Es handelt sich also um etwas Bewegtes und nicht um etwas Statisches.

Wie sieht das Sonnengeflecht aus?

Bevor geübt wird, werden die möglichen Wirkungen der Leibübung besprochen. Folgende fünf Wirkungen können auftreten:

1. Es kommt zu einem Wärmegefühl unterschiedlicher Stärke und verschiedener Lokalisation. Diese Wärme kann sehr oberflächlich in der Magengegend wahrgenommen werden, oder sie liegt tiefer und wird mehr in der Mitte des Körpers lokalisiert. Manche berichten von einem Wärmegefühl im Rücken, als ob sie »auf einem Heizkissen lägen«.
2. Es sind vermehrt gluckernde Geräusche zu vernehmen.
3. Manchmal ist anfangs weder ein Wärmegefühl noch ein Gluckern spürbar. »Da tut sich was« oder »in meinem Bauch rührt sich was« oder »die Bauchdecken verschieben sich« sind gelegentlich gehörte Berichte. Man hat manchmal den Ein-

»Es tut sich was«

druck, als sei unsere Sprache zu arm, um das aktuelle Gefühl des Übenden auszudrücken.
4. Bisher hatten wir uns mit der Schwere und Wärme in den Armen, der Atmung und dem Herzen beschäftigt. Über die Brücke der Leibübung wird die Schwere und Wärme in den Beinen häufig erstmals sehr intensiv empfunden, besonders von jenen Teilnehmern, die zu kalten Füßen neigen. Andere hatten diese Empfindungen als Zeichen einer Generalisierung schon wesentlich früher.
5. Manchen Teilnehmern ist es indes nicht möglich, die Leibwärme zu erleben. Dies legt den Gedanken nahe, dass im Bereich des Sonnengeflechtes ein Störfeld vorliegt. Diese Störung kann körperliche oder seelische Ursachen haben. Häufig manifestieren sich derartige Störfelder im Bereich des Magens, des Darmes, speziell des Dickdarmes oder der Sexualdrüsen. Wir werden darauf später noch zurückkommen.

Das Auflegen der rechten oder linken Hand auf die Magengegend hat sich gelegentlich als hilfreiche Maßnahme für das Erleben der Leibwärme erwiesen. Dabei ist zu beachten:

Das Handauflegen auf die Magengegend soll vor Beginn des Trainings erfolgen.

Der Ellbogen muss mit einem Kissen oder einer Deckenrolle so unterstützt werden, dass er in Herzhöhe liegt. Ein am Körper herabhängender Ellbogen kann von dem im Liegen Übenden ausgesprochen störend empfunden werden. Beim Sitzen in einem bequemen Lehnstuhl befindet sich der auf der Armlehne aufliegende Ellbogen und Unterarm sowieso in Herzhöhe.

Die Hand wirkt hier wie ein Wegweiser für die Vorstellung der Wärme im Sonnengeflecht.

Auch die Vorstellung, als ströme der Atem beim Ausatmen in den Leib, ist oft hilfreich, ebenso die bildhafte Vorstellung eines Sonnenbades.

Verlängerung der Übungszeit

Die Leibübung wird nunmehr an die bereits erlernten Einstellungen angehängt. Das Ganze ist einem Eisenbahnzug vergleichbar, dem ein weiterer Waggon beigefügt wird. Die Kupplung zwischen jedem einzelnen Wagen wird durch die »Ruhe« dargestellt. Nach dieser Anleitung übt die Gruppe wiederum in Stillschweigen. Die Übungszeit beträgt jetzt etwa 10-12 Minuten, jedoch weiß jeder Teilnehmer, dass er früher zurücknehmen kann, wenn ihm die Zeit zu lang ist oder wenn Störungen auftreten sollten.

Die Erfahrungsberichte von der neuen Übung sind wiederum vielgestaltig. Manche berichten von einer angenehmen Wärme in der Mitte des Bauches. Andere erleben das Wärmegefühl entweder oberflächlich oder tiefer im Bauchraum, je nachdem ob sie in der Vorsatzformel das Wort »Leib« oder »Sonnengeflecht« verwenden. Ein etwa 40-jähriger Teilnehmer hatte das Gefühl, als habe er einen Cognac getrunken: er verspürte in der Magengrube zunächst ein fast punktförmiges intensives Wärmegefühl, das sich dann strahlenförmig über den ganzen Bauch ausbreitete. Eine 50-jährige Teilnehmerin berichtete, dass ihr während des Trainings die Idee gekommen sei: »*Mein Sonnengeflecht lacht!*« Sie hat sodann diese Formulierung mit gutem Erfolg weitergeübt. Selbstverständlich sind solche Abwandlungen, wenn sie dem Übenden gut tun, möglich – sollten aber mit dem Gruppenleiter besprochen werden.

Mit der Einstimmung auf das Sonnengeflecht sind wir nunmehr in der Mitte des Körpers angelangt. Im Altertum wurde der Sitz der Seele in den Magen verlegt. Wir wissen heute, dass es nicht möglich ist, einen »Sitz der Seele« in dieser Form zu bestimmen. Dass jedoch seelische Störungen und Konflikte eine Veränderung der Motilität und der Funktion des Magens, des Darmes und seiner Anhangsorgane, besonders der Leber bewirken können, sind immer wieder beobachtbare Tatsachen. Der Volksmund hat hierfür viele Ausdrucksformen. »Es liegt mir ein Stein im Magen« oder »es hat mir den Appetit verschlagen« sind ebenso bekannte und geläufige Ausdrucksweisen wie »darauf reagiere ich sauer« oder »ich ärgere mich grün und gelb« oder »mir läuft die Galle über« oder »mir ist eine Laus über die Leber gelaufen.« Gehemmte Menschen, die »viel schlucken müssen«, neigen häufig zu Magenbeschwerden, die bei entsprechend langer Dauer auf dem Weg über die spastische Gastritis zum Magen- oder Zwölffingerdarmgeschwür führen können. Auch die unangenehme und oft störende Erscheinung des »Luftschluckens« gehört hierher.

Ein berühmt gewordener Versuch konnte diese Zusammenhänge objektivieren: Gibt man einer Katze bariumsulfathaltige Nahrung und beobachtet die Magentätigkeit auf dem Röntgenschirm, so sieht man, wie sich die Muskulatur des Magens und Darms wellenförmig in regelmäßigen Abständen zusammen-

Kränkungen machen krank

zieht. Setzt man einen Hund in zwei Meter Entfernung von der Katze auf den Röntgentisch, so sträubt sich ihr Fell. Sie geht in Aggressionshaltung und faucht. Gleichzeitig hörten Magen und Darm auf, sich zu bewegen und werden ganz starr. Entfernt man jetzt den Hund, so beruhigt sich die Katze *äußerlich* sehr rasch. Sie gibt die Aggressionshaltung auf, das Fell wird wieder glatt. Die Erstarrung von Magen und Darm bleiben jedoch noch bestehen, und erst nach etwa 20 Minuten nehmen sie langsam ihre Tätigkeit wieder auf. Erst nach einer halben Stunde ist der Anfangszustand wieder erreicht, und Magen und Darm arbeiten wieder normal. Die Katze musste den Ärger mit dem Hund gewissermaßen »erst einmal verdauen«. Gewiss kann man nicht jeden Tierversuch kritiklos auf die Verhältnisse beim Menschen übertragen. Es ist jedoch bekannt, dass sich beruflicher Stress und häuslicher Ärger oft »auf den Magen schlagen«. Besonders sind es die kleinen, immer wiederkehrenden Ärgernisse und »Kränkungen«, die krank machen.

Zu den üblicherweise abends stattfindenden Kursen pflegen viele Teilnehmer abgehetzt zu erscheinen. Sie sind verkrampft von den Anforderungen und Konflikten des Tages. Ein oft bei den Übenden im Verlauf des zweistündigen Kurses auftretendes Gefühl des Appetits, ja des Hungers, zeigt die tiefgreifende Entspannung des vorher verspannten Magens. Diese Wirkung stellt sich meist schon in der zweiten oder dritten Übungsstunde ein, kann sich jedoch mit der fünften Übung des Sonnengeflechts verstärken.

Auch bei der spastischen Obstipation, der durch Verkrampfung hervorgerufenen Darmträgheit, kann eine lösende Wirkung eintreten. Der vorher mit Abführmitteln traktierte und verwöhnte Darm entleert sich freiwillig.

Das Gedächtnis

Manchem Menschen liegt ein Wort auf der Zunge, es gelingt ihm jedoch nicht, es auszusprechen. Ein Wort, ein Begriff kommt nicht zum Vorschein – Alptraum manch eines Studenten in Examensnöten.

Die konzentrative Versenkung kann den Vorgang des Erinnerns, der Wiedergabe bereits gespeicherter Gedächtnisinhalte (Reproduktion), außerordentlich fördern. Auch Verdrängtes

Die fünfte Übung (Leib)

kann aus dem Unbewussten aufsteigen und dem Bewusstsein zur Verfügung stehen. Dieses Unbewusste ist – in grober Vereinfachung – mit einem großen, weitverzweigten Kellergewölbe mit vielen Regalen, Fächern und Schubladen vergleichbar, in dem zeitlebens alles Aufgenommene und Gelernte, alle Erfahrungen, Wahrnehmungen und Erlebnisse (selbstverständlich auch unbewältigte, d.h. unverarbeitete Konflikte) gespeichert werden. Im autogenen Versenkungszustand nähern wir uns diesem Unbewussten auf eine besondere Art und Weise. Er kann uns – durchaus schon in der Grundstufe – den Schlüssel zu scheinbar abgesperrten Fächern liefern und verdrängte Inhalte ans Tageslicht bringen, d.h. dem Bewusstsein zur Verfügung stellen. Solche Inhalte können symbolhaft auftreten oder eine längst vergessene Situation widerspiegeln. Die Wiedererinnerung, das Wiedererkennen und die Mitteilbarkeit können dem Übenden unmittelbar helfen und damit ein Problem im Hier und Jetzt einer Lösung näher bringen. Nach *Ruegg* blockiert Stress offenbar mittels des Stresshormons Kortisol das Abrufen von Wissen aus dem so genannten »deklarativen« Gedächtnis, in dem (verbal kodiertes) Wissen, aber auch vergangene Episoden, Erinnerungen an erlebte Ereignisse, gespeichert sind.

Verdrängtes taucht auf

> **Fallbeispiel**
> Ein 27-jähriger Kursteilnehmer hatte seit 15 Jahren ein ungelöstes Problem: Er fing beim Autofahren (besonders als Mitfahrer), beim Zug- oder Straßenbahnfahren sowie bei der Benutzung eines Lifts an zu schwitzen und verspürte eine innere Unruhe, die sich bis zu einem panikartigen Angstgefühl steigern konnte. Der Patient fühlte sich nach Durchführung der Grundübungen besser und freier. Die Herzübung ließ er zunächst weg.
> Nach vier Wochen berichtete er, dass er das Gefühl habe, »sein rechtes Bein sei vom Oberschenkel bis zum Fuß eingemauert.« Dieses Gefühl war gelegentlich so stark und unangenehm, dass der Patient vorzeitig zurücknehmen musste. Nach weiteren 14 Tagen erzählte er plötzlich folgendes Erlebnis aus der Kindheit: Während des autogenen Trainings erschien ihm plötzlich eine Art Traumbild: »Ich überholte als 12-jähriger in einem selbstgebastelten Seifenkistl einen Bauernwagen auf einer abschüssigen Straße und kam vor das Rad des Wagens. Der Bauer brachte ihn noch rechtzeitig zum Stehen. Das Rad des Bauernwagens drück-

Frühere Traumatisierung erkennen

te auf mein rechtes Bein, sodass ich es nicht mehr bewegen konnte. Das Bein war nicht verletzt, es hatte nicht einmal einen blauen Fleck. Mein Vater machte mir deswegen noch tagelang Vorhaltungen. Er malte mir aus, was durch meinen Leichtsinn alles hätte passieren können.«

Nach diesem Erinnerungsbild und dem Bewusstsein, dass ihm nichts passiert war, verschwand das Gefühl des »Einzementiertseins«. Es trat auch in der Folgezeit nicht mehr auf. Der Patient konnte wieder störungsfrei Auto fahren. Auch die Benutzung von Bahn, Straßenbahn und Lift lösten keine Panik mehr aus.

Was war hier geschehen? Ein längst vergessenes – verdrängtes – Erlebnis aus dem 12. Lebensjahr meldete sich in der autogenen Versenkung. Konsequentes Weiterüben förderte eine 15 Jahre zurückliegende unverarbeitete Erlebnisreaktion zutage. Zwischen dem Unfall und den jetzigen phobischen Beschwerden (Liftangst usw.) bestand ein Zusammenhang. Das Erinnerungsbild sowie das »Darüber sprechen können« lösten die Probleme.

Andererseits gibt es auch ganz pragmatische Möglichkeiten, die im Alltag sehr hilfreich sein können.

> Fallbeispiel
> Eine Kursteilnehmerin (45) berichtete folgendes: sie war vor fast 20 Jahren als Umsiedlerin in die Bundesrepublik gekommen, und seither vermisste sie ihre Familienfotos. Alles Suchen war vergebens. In der fünften Übungswoche fragte sie sich in der autogenen Versenkung einige Male, »wo sind meine Fotos?« Nach der Zurücknahme ging sie, ohne nachzudenken und ganz wie von selbst, zu einem Schrank und öffnete ihn. Sie entnahm ihm eine Mappe, die sie in der Vergangenheit schon öfters in der Hand gehabt hatte, ohne den Inhalt zu prüfen. Zu ihrer größten Überraschung und Freude enthielt die Mappe die gesuchten Fotos.

Prüfungsängste

Hilfestellung beim Examen

Für manchen jungen Menschen bedeutet eine Prüfung eine ausgesprochen stresshafte Krisensituation. Von einem »Schmetterlingsgefühl« in der Magengegend über durchfallartige Entleerungen vor dem Examen bis hin zu einem völligen »Black out« gibt es alle Schattierungen und Übergangsformen. Häufig liegt hier ein tiefersitzendes Autoritätsproblem zugrunde. Dabei können der Vater oder die Mutter oder andere Personen aus der persönlichen Vorgeschichte dieses Menschen (Geschwister, Spielkameraden, Lehrer, Pfarrer usw.) eine Rolle spielen. Es bedarf meistens einer längeren psychotherapeutischen Behandlung, um diese Konflikte zu bearbeiten. Ist jedoch die Störung nicht allzu schwer, kann auch das autogene Training eine gute Hilfe sein. In der Examenssituation können trainierte Schüler und Studenten oft über ihr (gelerntes!) Wissen besser und rascher verfügen. Sie sind in der Lage, aus der Ruhe heraus schneller und gesammelter zu antworten. »Die Ruhe, die ich während der Prüfung hatte, war einfach einmalig« oder »ich habe mich über mich selbst gewundert« sind häufige Aussprüche. Die Examenskandidaten sind über sich selbst überrascht. »Ich konnte alles sagen, was ich gelernt hatte«, war die erstaunliche Feststellung eines Mediziners nach seinem Staatsexamen.

Die Konzentrationsfähigkeit

Die Aufnahme neuer Gedächtnisinhalte nennen wir Lernen. Dazu bedarf es der Konzentration, einer Fähigkeit, deren Mangel viele beklagen.
Ein französisches Sprichwort lautet:

»*Reculer pour mieux sauter*«
(Zurückweichen, um besser springen zu können.)

Eine Aussage, die genau auf das autogene Training zutrifft. Habe ich eine Hürde vor mir und erscheint sie mir zu hoch und zu schwierig, ist es zweckmäßig und vernünftig, erst ein paar Schritte zurückzugehen, einen Anlauf zu nehmen und dann zu springen.
Ich entspanne mich, um anschließend besser gespannt (nicht verspannt!) sein zu können. Die Verbesserung der Konzentration und die damit verbundene Steigerung der Lernmöglichkeit sind für viele autogen Trainierte von großem Wert.

Störungen bei der Leibübung

Das Sonnengeflecht wird angesprochen

Die Leibübung kann zu einer weitgehenden Änderung der Durchblutung im Bauchraum führen. Zur Vermeidung unangenehmer Sensationen sollte sie grundsätzlich nur im Liegen durchgeführt werden. Bei zu intensiver Wirkung hilft oft das Wörtchen »angenehm«, das anstelle von »strömend« eingesetzt werden kann. Die Übung lautet sodann: »**Sonnengeflecht angenehm (strömend) warm.**«

Die Erkenntnis, dass alles, was angenehm ist, nicht unangenehm sein kann, stimmt. Sie kann bei auftretenden Schwierigkeiten oft entscheidend weiterhelfen. Es wurde oben schon angedeutet, dass manche Teilnehmer bei der Sonnengeflechtsübung Schwierigkeiten haben und zu keiner Wärmeempfindung im Bauchraum gelangen können.

Die beiden folgenden Fallbeispiele scheinen scheinen für die Wirkungsweise des autogenen Trainings recht typisch zu sein:

> Fallbeispiele
> Eine stark auf Leistung eingestellte 42-jährige Teilnehmerin, die zu keiner Wärmeempfindung im Leib gelangen konnte, stellte versuchsweise ein: »Sonnengeflecht kommt von selbst« und hatte bald ein intensives Wärmeerlebnis.

Keine Selbstbeobachtung

Ein 30-jähriger Teilnehmer mit einem Autoritätsproblem spürte im Training viel – bis auf den rechten Arm, in dem sich weder ein Schwere- noch ein Wärmegefühl einstellen wollten (Patient war Rechtshänder). Nach vier Wochen kam er von sich aus auf die Einstellung: »Schwere und Wärme im rechten Arm brauchen nicht kommen«, worauf der bisher vergeblich angestrebte Effekt sofort eintrat. Die Erwartungshaltung und ein zu intensives Wollen blockierten bei beiden Probanden das Realisieren der Übung. Also:

— Weg vom Wollen – hin zum Geschehenlassen!

Gelegentlich kommt es zu einem Kälte- statt Wärmegefühl oder es tritt ein Druckgefühl auf. Dies kann äußere Ursachen haben (Gürtelschnalle öffnen!), oder der Übende hat zu sehr »gewollt«, er hat sich zu sehr bemüht. Auch »das sich Belauern« – spüre ich etwas oder spüre ich nichts – stört die Versenkung.

Die fünfte Übung (Leib)

Spürt ein Teilnehmer bei der Leibübung gar nichts, sollte er die Übung mitlaufen lassen, ohne sich zu beunruhigen oder ungeduldig zu werden. Ist nach einer längeren Zeit eine Realisierung der Leibwärme nicht möglich, liegt vermutlich eine tiefere Problematik vor. Dies kann körperlicher oder seelischer Natur sein. Einerseits entstehen Schwierigkeiten bei Patienten mit chronischen Erkrankungen des Magens, des Darms, der Leber, Gallenblase und Bauchspeicheldrüse, z.B. mit einem Magen- oder Zwölffingerdarmgeschwür. Ferner nach Bauchoperationen, wenn sich die anatomischen Verhältnisse im Bauchraum geändert haben. Andererseits tun sich gehemmte und ängstliche Menschen oft schwer. Realisierung der Leibwärme, auch wenn sie erst nach Monaten auftritt, vermittelt gerade ihnen ein zunehmendes Gefühl der Selbstsicherheit, des Selbstwertes und des In-sich-Ruhens.

Auch Störungen der Sexualität können sich in der Sonnengeflechtsübung widerspiegeln. Die Impotenz des Mannes oder beispielsweise der Vaginismus (Krampf der Vagina) sind Krankheiten, die im allgemeinen weitergehender psychotherapeutischer Behandlung bedürfen. Bei leichteren Formen von vorzeitigem Samenerguss und anderen sexuellen Störungen kann autogenes Training helfen, allerdings nur in Einzeltherapie und in Verbindung mit tiefenpsychologisch fundierten ärztlichen Gesprächen, die den persönlichen Hintergrund des Patienten mit einbeziehen. Hier kann das autogene Training als Einstieg betrachtet werden. Es macht den Menschen aufgeschlossener, empfänglicher für seine Umwelt und sich selbst. Er sieht sich einmal anders, er kann mit sich selbst besser umgehen, er versteht sich besser. So kann das autogene Training zu einer tiefergehenden Psychotherapie hinleiten und den Übergang zu einer vertieften Selbsterfahrung bilden (Brückenfunktion des autogenen Trainings).

Ärztliches Gespräch suchen

Die sechste Übung (Kopf)

> Der rechte (linke) Arm ist ganz schwer (etwa 6-mal)
> Ich bin ganz ruhig (Ruhe kommt von selbst) (1-mal)
> Der rechte (linke) Arm (Hand) ist ganz warm (etwa 6-mal)
> Ich bin ganz ruhig (1-mal)
> Atmung ganz ruhig (»Es atmet mich«) (etwa 6-mal)
> Ich bin ganz ruhig (1-mal)
> Herz (Puls) (schlägt) ganz ruhig und gleichmäßig (kräftig) (etwa 6-mal)
> Ich bin ganz ruhig (1-mal)
> Leib (Bauch) strömend warm (Sonnengeflecht strömend warm) (etwa 6-mal)
> Ich bin ganz ruhig (1-mal)
> Kopf frei und klar (Stirn angenehm kühl) (2-mal)
> Ich bin ganz ruhig (1-mal)

Bei normalem Verlauf hat der Übende jetzt im Training einen gelösten, strömend warmen, ruhig durchatmeten und durchpulsten Körper. Als letztes tritt nun die 6. Übung, die Einstellung auf das Kopfgebiet, hinzu.

Der Kopf nimmt im Training eine Sonderstellung ein, er wird nicht in die allgemeine Schwere und Wärme einbezogen. Man erinnere sich dabei jener Redewendungen, die eine Behinderung der freien und zweckentsprechenden Verfügung über den Kopf zum Ausdruck bringen: »mit dem Kopf durch die Wand wollen«, »sich den Kopf zerbrechen« oder man spricht von einem »Hitzkopf« oder einem »Wirrkopf«. Der Kopf soll frei und klar sein und die Stirn angenehm kühl. Ein altes Sprichwort lautet:

> »Kopf kühl, Füße warm,
> macht dich gesund, den Doktor arm.«

Dementsprechend lautet die neue Übung:

> »Kopf frei und klar, Stirn angenehm kühl«

Bei Kopfübungen ist Vorsicht geboten

Sie wird nur zweimal wiederholt. Bei der Einstellung auf die Kopfgegend ist Vorsicht geboten. Teilnehmern, die zu Kopfschmerzen neigen, wird empfohlen, die Einstellung auf die Stirnkühle völlig wegzulassen und nur nach dem Vorsatz zu üben: »Kopf frei und

Die sechste Übung (Kopf)

klar.« Für diese Teilnehmer eignet sich auch die Wärmeeinstellung auf das Nacken-Schulter-Gebiet mit dem Vorsatz »Nacken-Schulter-Gebiet angenehm warm«, die die gleiche befreiende Wirkung im Kopf hat. Auf jeden Fall ist die Einstellung zu vermeiden: »Kopf kalt« oder gar »eiskalt«; hierbei können heftige migräneähnliche Kopfschmerzen auftreten. Das Wärmeerlebnis führt zu einer Gefäßerweiterung, wie wir gesehen haben. Durch das Kühleerlebnis kommt es zu einer (mäßigen) Gefäßverengung. Ist die Gefäßreaktion zu heftig, so kann es nicht nur bei einem gefäßlabilen Menschen zu erheblichen Störungen kommen. Vor unkontrollierten Übungen dieser Art muss daher auf das nachdrücklichste gewarnt werden.

Es ist sinnvoll, die Kopfübung am Abend vor dem Einschlafen wegzulassen. Abends soll der Kopf nicht frei und klar sein, weil der Mensch schlafen möchte. Es gibt allerdings Teilnehmer, die abends mit dem Vorsatz »Kopf frei und klar« eine Befreiung von sonst störenden Gedanken und damit den Anschluss an ein angenehmes Einschlafen erreichen.

Ein Teilnehmer der infolge beruflicher Überlastung mit Einschlafschwierigkeiten zu tun hatte, pflegte am Abend mit Hilfe »seiner vier G´s« – wie er sagte – in den Schlaf zu gleiten:

»*Ge*danken und *Ge*räusche *g*anz *g*leichgültig.«

Im Idealfall sieht das Training jetzt folgendermaßen aus: Der Übende liegt wie in einer warmen Badewanne, auf der Stirn eine kühle Kompresse. Die anfängliche Einstellung auf die Schwere geht in jenen merkwürdigen Zustand der Schwerelosigkeit über. Der Übende empfindet sich häufig als »schwebend«. Es ist für ihn nicht mehr möglich, die Abgrenzung seines Körpers vom umgebenden Raum zu bestimmen. Die Empfindung für die Lage der Arme und Beine ist aufgehoben und kehrt erst mit einer leichten Bewegung der Finger und Zehen zurück. Derartige Empfindungen können schon in der zweiten oder dritten Übungsstunde auftreten.

Gefühl der Gelöstheit

Die Gruppe übt nun alle sechs Standardformeln unter Einbeziehung der Kopfübung. Die Übungsdauer beträgt nicht mehr als 15 Minuten. Jeder Teilnehmer weiß, dass er bei Störungen sofort zurücknehmen soll. Wichtig ist für den Gruppenleiter, sich *vor* der Übung noch mal zu erkundigen, welche Teilnehmer zu Kopfschmerzen neigen, und diese nur »Kopf frei und klar« üben zu lassen unter Weglassen der Stirnkühle!

> **Fallbeispiel**
> Dieser Hinweis wurde in einer Gruppe, in der eine 28-jährige Teilnehmerin mit Spannungskopfschmerz teilnahm, vergessen. Ihre meist linksseitig auftretenden Kopfschmerzen waren durch das autogene Training bereits seit 14 Tagen fast völlig verschwunden. Als sie jedoch bei der Kopfübung die Formel »Stirn angenehm kühl« wählte, traten ihre alten linksseitigen Kopfschmerzen erneut auf und blieben auch nach der Zurücknahme bestehen. In der an diesem Abend stattfindenden zweiten Übung beschränkte sie sich auf den Vorsatz: »Nacken-Schulter-Gebiet angenehm warm, Kopf frei und klar«, worauf sich der Kopfschmerz löste und verschwand.

Nach der Übung sind die Berichte der einzelnen durchaus unterschiedlich: Manche sind der Meinung, ihr Kopf sei auch vorher schon frei und klar gewesen (interessante Fehlleistung eines Teilnehmers: »Mein Kopf war schon vorher frei und leer!«). Andere berichteten von dem Schwinden eines Kopfdruckes oder von einem Frischegefühl. Gelegentlich wird ein leichter kühler Hauch bei der Einstellung der Stirnkühle empfunden.

»In den Übungen spazieren gehen«

Sind alle sechs Standardformeln gut eingeübt, kommt es im allgemeinen zu einem immer rascher eintretenden Vollzug. Der Trainierende ist nicht mehr an die Reihenfolge der Übungen gebunden; beispielsweise tritt die Leibwärme häufig schon gleichzeitig mit der Schwere und Wärme in den Armen auf. Er kann »in den Übungen spazieren gehen«, wie sich *J. H. Schultz* ausdrückte. Das heißt natürlich nicht, dass der Trainierende aufstehen und herumlaufen soll! Es bedeutet ein längeres Verweilen bei ihm angenehmen Einstellungen und/oder ein Weglassen oder Kürzen anderer, weniger wirkungsvoller Übungen.

Resonanzdämpfung der Affekte

Krisenhafte oder stark affektgeladene Situationen können mit Hilfe des autogenen Trainings besser, leichter bewältigt werden. Dazu ein Beispiel:

> **Fallbeispiel**
> Eine 50-jährige Teilnehmerin hatte durch ihr betont forsches Auftreten die Spötteleien ihrer Kollegen am Arbeitsplatz auf

Die sechste Übung (Kopf)

sich gezogen. In unfairer Weise hatten sie ihr männliche Vornamen gegeben, worauf die Patientin mit verbalen Wutausbrüchen reagiert hatte. Schließlich glaubte sie sich nicht anders helfen zu können, als auf den schlimmsten Spötter loszugehen und ihm eine Ohrfeige zu geben. Sie brauchte einige Tage, um ihr Gleichgewicht wiederzufinden.

Die Einübung in das autogene Training ging ohne Schwierigkeiten vor sich. Nach Beendigung des Kurses wirkte sie in ihrem Gesamtverhalten weicher, harmonischer, mit einem Wort: gelassener. Sie konnte sich – nach ihrer Aussage – von den Angriffen ihrer Widersacher so weit distanzieren, dass sie ihr gleichgültig wurden. Ihr Nicht-mehr-reagieren veranlasste die Kollegen zur Einstellung ihrer Spötteleien. Das Problem schien bewältigt.

Ein halbes Jahr später wiederholten sich die Angriffe. In ihrer Wut habe sie die rechte Hand zum Schlag erhoben. Im gleichen Augenblick sei ihr rechter Arm schwer und warm geworden und wieder heruntergefallen.

Überschießender Affekt

Sie habe dadurch die Panikreaktion und Scham- und Schuldgefühle vermieden.

Ein jäh aufkommender Affekt löst sich auf, was von *J. H. Schultz* als »Resonanzdämpfung der Affekte« oder »überschießender Affekte« (Kraft) bezeichnet wird. Der von *Luthe* geprägte Begriff der »Neutralisation« weist in die gleiche Richtung. Detaillierte Hinweise finden sich im theoretischen Teil.

Es ist von wesentlicher Bedeutung, dass hier ein Affekt nicht verdrängt wird – mit allen ungünstigen Wirkungen einer solchen Verdrängung – sondern dass bei der affektiven Resonanzdämpfung der Affekt in sich aufgelöst wird. »Der Erlebende sucht nicht durch gewaltsame aktive Willensanspannung Drang und Erregung der tobenden Affekte einzuengen, sondern er löst das Spannungssystem des Affektes in sich selbst auf« (*J. H. Schultz*).

Selbstverständlich tritt diese »Resonanzdämpfung der überschießenden Affekte« nicht immer so spektakulär in Erscheinung wie in dem oben geschilderten Fall. Der autogen Trainierte wirkt jedoch in seiner Persönlichkeit harmonischer und ausgeglichener, eine Tatsache, die häufig zuerst der Umgebung (dem Partner, Familienangehörigen, Berufskollegen und Mitarbeitern usw.) auffällt, bevor sie von dem Übenden selbst registriert wird.

In jedem Kurs ist eine immer wiederkehrende Tatsache besonders beeindruckend: Von außen eindringende Geräusche – unser Kursraum liegt an einer Hauptverkehrsstraße – werden von vielen Teilnehmern zu Beginn eines Kurses oft als außerordentlich störend empfunden. Ab dem 3. oder 4. Übungsabend werden diese Geräusche zwar oftmals noch wahrgenommen, aber nicht mehr als störend empfunden. »Ich höre die Straßengeräusche, aber sie ärgern mich nicht mehr.« Auch dieses Phänomen gehört zum Wirkungsmechanismus der affektiven Resonanzdämpfung.

In diesem Zusammenhang ist eine Beobachtung von *H. Binder* bemerkenswert. Er behandelte drei Mütter, deren Kinder Bettnässer waren, mit dem autogenen Training. Die Kinder erhielten weder ein Medikament noch eine andere Therapie. Nach Abschluss des Kurses berichteten die Mütter völlig unabhängig voneinander, dass ihre Kinder nicht mehr einnässten.

Mutter-Kind-Beziehung

Kinder haben sehr feine Antennen für die Verhaltensweisen ihrer Eltern. Die Kinder der von *H. Binder* autogen trainierten Frauen honorierten die größere Ruhe und Gelassenheit der Mütter mit dem Aufhören des Symptoms und blieben trocken. Die Mütter ihrerseits sprachen von mehr Geduld und Konsequenz bei der Erziehung. Dies wurde ihnen möglich, weil sie ihre Probleme aus einem anderen Gesichtswinkel sahen, nämlich dem der Ruhe und Gelassenheit.

Die Resonanzdämpfung der Affekte gehört mit zu den Zielvorstellungen des autogenen Trainings und stellt sich im Laufe der Übungszeit allmählich und ganz von selbst ein. Wobei betont werden muss, dass es sich um die überschießenden Affekte handelt.

Zu Beginn des Kurses wenden viele Teilnehmer ein: »Immer dann, wenn ich mein Training brauche, steht es mir nicht zur Verfügung.« (Gemeint sind alltägliche Stresssituationen.) Für diese »Unwirksamkeit« des Trainings kommen hauptsächlich zwei Gründe in Betracht: Einmal ist das junge Pflänzchen des autogenen Trainings noch zu schwach und zum anderen bei Anfängern noch nicht jederzeit und überall abrufbar.

Deshalb sind die folgenden Varianten des Kurztrainings und der Teilentspannung von zentraler Bedeutung.

Die sechste Übung (Kopf)

Das Kurztraining – wichtig *mit* Zurücknahme

Die sogenannten prophylaktischen Ruhe-Autohypnosen (= vorbeugende Ruhepausen) stammen von dem Hirnforscher O. *Vogt* (1900), der sie aus seinen Beobachtungen an Hypnotisierten ableitete. Sie sind also etwas älter als das *Schultz*sche Training, dessen früheste Anfänge auf das Jahr 1905 zurückgehen. Im autogenen Training tauchen diese Ruhepausen wieder auf unter dem Namen »Kurztraining«.

Wie der Name sagt, handelt es sich hierbei um zeitlich begrenzte Übungen von etwa 2 bis 4 Minuten Dauer. Dabei genügt im allgemeinen das Einstellen auf die Schwere und Wärme in den Armen und eventuell Atmung mit der anschließenden Formel »Kopf frei und klar« oder »Nacken-Schulter-Gebiet angenehm warm«.

Selbstverständlich ist auch hier die Zurücknahme nötig.

Längeres Fahren auf der Autobahn ermüdet. Auch hier empfiehlt sich im Abstand von längstens zwei Stunden ein solches Kurztraining, das auf einem Parkplatz durchgeführt werden kann. Der Erholungseffekt ist beträchtlich, und der Fahrer wird seine Reise erfrischt und konzentriert fortsetzen.

Kurztraining von großer Wichtigkeit

In schriftlichen Prüfungen kommt es häufig zu Fehlern und Stockungen und dadurch zu inneren Unruhezuständen, die bei weiterer Steigerung zu einem Abreißen der Gedanken führen können. Hier erweist sich ein Kurztraining oft als hilfreich. Das gleiche gilt für alle unfreiwilligen Wartesituationen wie z.B. in der U-Bahn, auf dem Weg zum Arbeitsplatz, im Wartezimmer oder bei langweiligen Vorträgen.

Eine diskrete Zurücknahme ist überall möglich: Beide Hände werden zur Faust geballt und beide Schultergelenke etwas angehoben und kräftig durchgedreht, wodurch ähnlich wie beim Abbeugen der Arme größere Muskelpartien aktiviert werden. Zwei tiefe Atemzüge und das Öffnen der Augen beschließen die Übung. Selbstverständlich können auch beide Arme im Ellbogen kräftig abgebeugt werden, sofern dazu genügend Raum vorhanden ist.

Die Teilentspannung – *ohne* Zurücknahme

In der Fachliteratur häufig übersehen, jedoch ein ganz wesentlicher Bestandteil – sozusagen ein Extrakt des autogenen Trainings – ist die sog. Teilentspannung. Es handelt sich dabei um folgendes:

Treten unvorhergesehene Affektstöße auf, wird es die Situation oft nicht erlauben, typische Übungshaltungen einzunehmen. Der sitzende oder stehende Mensch lässt dann so langsam wie möglich in der Ausatmung den Schultergürtel passiv schwer am Brustkorb niedergleiten mit dem Vorsatz:

❗ »Schultern schwer, ich bin ganz ruhig« oder »Schultern warm und weich«.

Er wird in dem **fließenden Absinken des Schultergürtels** ein intensives Entspannungsgefühl erleben.

J. H. *Schultz* schildert dies sehr eindrucksvoll: »Je mehr mit fortschreitender Übungsfestigkeit die gesamte Umschaltung ein momentan einsetzender Vorgang, ein ganzheitliches Erlebnis wird, um so wirksamer gelingt es, seine Eigenart an die hier geschilderte Entspannung zu binden. Der gut Durchtrainierte braucht daher, wenn er eine überraschend eintretende Gemütsbewegung abstellen will, nur die beschriebene gleitende Schultergürtelsenkung vorzunehmen, was in jeder Körperhaltung so unauffällig geschehen kann, dass nur der Eingeweihte diese Haltungsänderung wahrnehmen dürfte.«

Die Teilentspannung vermag somit das Gesamterlebnis der Ruhigstellung zu vermitteln, allerdings erst bei genügender Übung. Dann allerdings kann sich der Vorgang ganz schnell vollziehen.

Wesentlicher Unterschied zum Kurztraining: Bei der Teilentspannung braucht nicht zurückgenommen werden, wie es für das Kurztraining unerlässlich ist!

Für den sinnvollen Einsatz der *Teilentspannung*, über die schon berichtet wurde, sei hier das folgende Fallbeispiel mitgeteilt:

▶ **Fallbeispiel**
Ein 26-jähriger Architekt, der an mehreren Stellen im Stadtgebiet die Bauaufsicht auszuüben hatte, geriet zwischen den

Vorteile der Teilentspannung

einzelnen Baustellen im flutenden Straßenverkehr in großen Stress. Nach erfolgreichem Einüben in das autogene Training fand er für sich eine wirkungsvolle Methode der Teilentspannung: Vor jeder auf Rot geschalteten Verkehrsampel führte er in der Ausatmung die oben beschriebene, gleitende Schultergürtelsenkung durch mit dem Vorsatz:

❗ »Schultern warm – ich bin ganz ruhig«

Das Ergebnis überraschte ihn. Die nervöse Hetze fiel von ihm ab.

Urlaub und autogenes Training

Eines im vorhinein: Autogenes Training kann und will den Urlaub nicht ersetzen, aber es kann ihn angenehmer und erholsamer gestalten. Kommt jemand abgespannt an seinem Urlaubsort an, braucht er gewöhnlich einige Zeit, bis sein gestresstes vegetatives Nervensystem wieder ins Gleichgewicht kommt. Die eigentliche Erholung beginnt erst nach 10 bis 14 Tagen – so lange braucht der Mensch, um sich von der Hetze des Alltags auf die ausgleichende und kräftesammelnde Ruhe umzustellen.

Der autogene Trainierte schaltet rascher um: Er gleitet durch das Loslassenkönnen rascher in die Erholungsphase. Hinzu kommt, dass auch Reisestrapazen und Pannen gelassener hingenommen und bewältigt werden.

Soweit bekannt, liegen über diesen wesentlichen Effekt des autogenen Trainings bisher keine Untersuchungen vor. Jedoch wird jeder, der sich eingehender mit dieser Methode befasst, diese bemerkenswerten und in der heutigen Zeit sehr wichtig erscheinenden Vorgänge bestätigt finden.

Sport und autogenes Training

Eine ganze Reihe von Spitzensportlern berichtet über Leistungssteigerungen durch autogenes Training. Die österreichische Skimannschaft z.B. wurde durch *Barolin* erfolgreich autogen trainiert und überraschte allgemein durch ihre gute Kondition. *Lindemann*, der wie bereits beschrieben eine einmalige Leistung vollbrachte, geht in seinem Buch »Überleben im Stress« als Arzt

> Autogenes Training als Leistungssteigerer

und Sportlehrer ausführlich auf den Leistungssport ein. *Den Autoren dagegen geht es um die innere Sammlung, um das Zurückfinden zu einem seelischen und körperlichen Wohlbefinden und um eine Harmonisierung der Persönlichkeit.* Die Leistungssteigerung ist dabei ein durchaus begrüßenswertes Nebenprodukt, das von selbst entsteht, jedoch nicht als unmittelbares Ziel erscheint.

Erfahrungen aus verschiedenen Gruppen:

Beim Reiten gehen die einfühlsame Ausgeglichenheit und vermehrte Ausgewogenheit des autogen trainierten Reiters auf das Pferd über und werden von diesem durch entsprechendes Verhalten honoriert. Pferd und Reiter bilden jene Einheit, die dem Reitsport ihr Gepräge gibt.

Der Tennisspieler platziert seine Bälle zielgerichteter und exakter. Dass dies oft schon beim ersten Aufschlag geschieht, ist zwar statistisch nicht erwiesen, wird jedoch immer wieder mitgeteilt.

> Fallbeispiel
> Ein Teilnehmer (34) berichtete nach Absolvieren eines Kurses, an dem er wegen »nervöser Reizbarkeit, Empfindlichkeit und daraus resultierenden Schlafstörungen« teilgenommen hatte, folgende abschließende Beurteilung: »Bei einem leichtathletischen Zehnkampf, erzielte ich in fast allen Disziplinen wesentlich bessere Ergebnisse als im Jahr zuvor. Ich führe das in erster Linie auf die Wirkung des autogenen Trainings zurück, das ich zwischen die Übungen einschob – oft in abgekürzter Form, mit dem Schwerpunkt auf der Atmung.«

Verbesserung der Kondition

Auch Bergsteiger und Skiläufer teilen bemerkenswerte Ergebnisse mit. Beim Aufsteigen stellt sich ein autogener innerer Rhythmus ein, der sich in einer günstigen Koordination der Muskelbewegungen ausdrückt. Skifahrer berichten sehr oft von einer besseren Kondition beim Abfahren. Der Bewegungsablauf wird flüssiger und harmonischer. Verspannungs- und Angstzustände mit den vegetativen Begleiterscheinungen des Herzklopfens vor dem Start können oft weitgehend abgebaut werden.

Hier sei der Extrembergsteiger *Reinhold Messner* erwähnt, der ohne Sauerstoffgerät und andere Hilfsmittel im Alleingang sämtliche 8000er dieser Erde bestiegen hat, einige davon sogar zweimal! *Messner* ist in das autogene Training eingeübt. Er verwendet es allerdings – im Gegensatz zu *Lindemann* – nicht zur Leistungssteigerung. Ihm ist es vor allem eine Hilfe begrenzender Selbsteinschätzung: »Ich bin noch nie über meine Verhältnisse gestiegen.«

Diese Aufzählung ist keineswegs vollständig. Sie kann die Möglichkeiten, die dem autogen Trainierten zur Verfügung stehen, nur andeuten. Grundlage jeder körperlichen Betätigung ist das Zusammenspiel der einzelnen Muskeln. Einseitige Willensanspannung führt zu Muskelverkrampfungen und endet in Erschöpfung. Sinnvolles Spannen auf der einen und lösendes Entspannen auf der anderen Seite führen zu einem harmonischen Zusammenspiel im körperlichen und seelischen Bereich – und hier liegen Ansatzpunkte und Stärke des autogenen Trainings. Es wird nochmals betont, dass es den Autoren vor allem um die innere Sammlung sowie das Wiedergewinnen von Ruhe und Gelassenheit geht.

Formelhafte Vorsatzbildungen

Anregungen für intentionale Vorsatzbildungen –128
Anregungen für organspezifische Vorsatzformeln –132

J. H. Schultz wurde von Patienten und Schülern, die gerade einen Kurs absolviert hatten, oft gefragt, was sie mit ihrem Training jetzt anfangen könnten, ob man noch etwas dazulernen könne. Er antwortete mit einer knappen und klaren Gegenfrage: »Was stört Sie?«

Erweiterung des autogenen Trainings

Eine Reihe von Störungen seelischer und körperlicher Art verschwinden bereits durch die Einstimmung auf die nun schon bekannten sechs Standardformeln. Zahlreiche Teilnehmer indes haben nach Kursende noch etwas in sich »entdeckt«, was sie bearbeiten wollen:

Störendes kann nämlich im gelösten Selbsterleben autogener Verinnerlichung deutlicher und besser wahrgenommen werden als im äußeren, oft von lärmenden Einflüssen überschatteten Alltag!

Ihnen allen kann das durch formelhafte Vorsatzbildungen erweiterte und angereicherte autogene Training ein Stück weiterhelfen. Der Übende vermag damit seinem Training einen neuen persönlichen, einen individuellen Akzent zu setzen. Dies stellt gewissermaßen »eine spezielle und ganz individuelle Erweiterung der sogenannten Grundstufe dar« (*Iversen, Kraft*). *Hoffmann* drückt dies sehr klar aus:

Im Grunde geschieht bei diesem Vorgang nichts anderes als bei allen Formeln des autogenen Trainings: intensives Vorstellen eines Formelinhaltes mit anschließendem nicht-vorsätzlichen Geschehenlassen der Formelauswirkung.« Siehe auch Abschnitt »Macht der Gedanken – wie wirkt das autogene Training?«

Vergleich autogenes Training/Hypnose

Von der Hypnose her ist bekannt, dass ein während des hypnotischen Zustandes an die Versuchsperson gegebener Auftrag nach einem längeren oder kürzeren Zeitabstand von dieser ausgeführt werden kann. Die betreffende Person ist sich bei diesem Vorgang nicht bewusst darüber, dass sie noch unter hypnotischem Einfluss steht. Man spricht hierbei von einem »posthypnotischen Auftrag« *nicht* »posthypnotischer Befehl«. Die Grundbeziehung zwischen Arzt und Patient besteht hier in einem gleichwertigen, partnerschaftlichen Miteinander zwischen zwei Menschen, wobei der Lernende ein Stück weit geführt wird. Es gibt also kein Gefälle zwischen »oben« und »unten«, das einen »Befehl« rechtfertigen könnte.

Die posthypnotischen Aufträge bei der Hypnose werden immer wieder mit den formelhaften Vorsatzbildungen beim autogenen Training verglichen. Dieser Vergleich ist nur bedingt richtig. Beim autogenen Training ist die Eigenarbeit das Entscheidende und nicht das Geführtwerden durch einen anderen. Die konzentrative Selbstzuwendung führt zu einer ausgesprochenen »kontemplativen« Versenkung. Mit der Entfernung vom »Außen« und der Hinwendung zum »Innen« kommt es zu einem leichten hypnotischen Zustand, zu einem sogenannten Hypnoid.

Formelhafte Vorsatzbildungen sind Anregungen, Einstellungen oder Aufträge, die sich der Übende im Zustand der Versenkung vornehmen oder vorstellen kann und die ihm dann später in der Realität des Lebens als »Vollzugszwang« – sozusagen automatisch – zur Verfügung stehen. Solche erworbenen Vollzugszwänge sind automatisch ablaufende, nicht von bewusst willentlichen Impulsen gesteuerte Handlungen, die uns zum Teil erst einen geordneten Ablauf unseres Daseins ermöglichen.

»Vollzugszwang«

Zum besseren Verständnis dieses Mechanismus sei der Vorgang des Lesens angeführt: wir haben alle einmal Lesen gelernt und längst vergessen, wie das damals abgelaufen ist. Wenn wir aber heute durch eine Straße gehen, können wir an einer Schrift nur schwer vorbeigehen, ohne zu lesen. Und zwar lesen wir nicht Buchstaben für Buchstaben, sondern das ganze aus Buchstaben zusammengesetzte Wort. Dieses Lesen-Müssen beruht auf einem erworbenen Vollzugszwang. Mit der erlernten neuen Fähigkeit des Lesen-Könnens haben wir zwar eine neue Freiheit erworben, uns aber gleichzeitig einen Zwang eingehandelt, nämlich den Zwang des Lesen-Müssens!

Vertrautsein mit den Standardübungen

Voraussetzung für die erfolgreiche Anwendung formelhafter Vorsatzbildungen ist das Vertrautsein mit den Übungen der Grundstufe – erlebt und gespürt. Alle Vorsätze sollen und können nur Anregungen sein. Gemeinsam mit dem Kursleiter sollte für den Übenden eine passende Formulierung gefunden werden, die seinen Bedürfnissen und seiner Persönlichkeit – soweit wie irgend möglich – entspricht. Das Einarbeiten einer solchen spezifischen Formel ist gegebenenfalls dem Einzelgespräch vorbehalten und würde den Rahmen dieses Buches überschreiten. *Die formelhaften Vorsatzbildungen dürfen nicht missverstanden werden als ein Rezept, das man verschreibt.* Sie sind auch keine kalenderspruchartigen Leitsätze oder Maximen der Erziehung, denen ein »Du sollst« oder »Du darfst« zugrunde liegt. Sie dienen der Selbstbestimmung und Selbstentfaltung; sie sollen die Bearbeitung und eventuell die Beseitigung eines Problems ermöglichen.

Wichtige Punkte bei der Vorsatzbildung

Wichtig erscheinen bei der Formulierung einer formelhaften Vorsatzbildung folgende acht Punkte:

1. **Antizipation:** Antizipation ist die Vergegenwärtigung oder Vorwegnahme von etwas Zukünftigem. Das bedeutet, dass der Vorsatz grundsätzlich im Präsens, der Gegenwartsform, gebildet wird.
2. **Positiv-Formulierung:** Es entspricht der Erfahrung, dass ein positiver Vorsatz besser »haftet« als ein negativer. Negationen, wie »Nein« oder »Nicht« sollen vermieden werden.
3. **Kürze:** Die Formel soll kurz, klar und bestimmt sein. Sie kann unter Umständen auch länger sein, wenn sie die persönliche Betroffenheit des Übenden widerspiegelt. Eine weitere Ausnahme bildet der Entwöhnungsversuch bei Abhängigkeitserkrankungen (Medikamente, Alkohol, Rauchen), worauf später eingegangen wird.
4. **Indifferenz:** Zum Abstellen lästiger oder störender Angewohnheiten hat sich das Wort »gleichgültig« bewährt. Es schafft Distanz. Hierbei ist jedoch sehr zu beachten, dass es unzulässig ist, einen anderen Menschen »gleichgültig« werden zu lassen. Das kann zu Kommunikationsstörungen führen; im Extremfall können Isolierungs- und Entfremdungsprobleme entstehen.
5. **Selbstkritik:** Wir nehmen gefühlsmäßig, fast instinktiv, einen »nicht stimmigen« Vorsatz nicht an und sind durchaus kritisch bei falschen Tönen. Wie dies beispielsweise bei der unkontrollierten Anwendung der Methode nach *Coué* der Fall war. (»Es geht mir immer besser und besser.«) *Der Übende sollte seinen Vorsatz so wählen, dass er ihn akzeptieren kann.* Dabei ist es legitim, z.B. einem Menschen mit hohem Anspruch an sich selbst und einem entsprechend stärker betonten Über-Ich nahezulegen, dieses Zuviel an Über-Ich abzubauen. Mit anderen Worten: Weg vom »ich muss« hin zum »ich möchte«!
6. **Humor:** Die Bildung einer formelhaften Vorsatzbildung ist eine kreative Leistung. Kreativität wird durch Humor gefördert. Es schadet sicher nicht, wenn man das Ganze mit einem inneren Lächeln anpackt!
7. **Probe:** Eine mit dem Therapeuten gemeinsam erarbeitete formelhafte Vorsatzbildung wird zunächst »auf Probe« in das autogene Training aufgenommen. Besonders günstig scheint hierfür die abendliche Übung zu sein. Der Vorsatz wird locker (!) zwei- bis dreimal in die Übung eingestreut oder »einge-

pflanzt«, und der Betreffende wartet ab, ob sein Unbewusstes die Formel inhaltlich und formal akzeptieren kann oder nicht. Im positiven Fall wird der Vorsatz in der gleichen Weise beibehalten und über mehrere Wochen weiter geübt.

Ergeben sich jedoch Widerstände, so sollte er sich nicht scheuen, das Ganze zu ändern und neu nach den o.a. Gesichtspunkten zu formulieren oder das gesamte Training *ohne* Vorsatz durchzuführen.

8. **Überladung:** Es ist nicht sinnvoll, das autogene Training mit mehreren Vorsatzbildungen zu überladen. Man sollte – wie schon erwähnt – bei *einem* Vorsatz über mehrere Wochen bleiben. Zeigt sich eine Veränderung im Verhalten, kann man gegebenenfalls zu einer anderen Vorsatzbildung übergehen. Allerdings gibt es eine Ausnahme: Zwei Vorsätze, die sich formal und/oder emotional gut ergänzen, können auch gleichzeitig verwendet werden.

Nochmals: Es ist wichtig, den Vorsatz *locker* in die Übung einzustreuen. Bei diesem Vorgang handelt es sich nicht, wie manche meinen, um ein bloßes Einreden oder Überreden: es ist eher einem Einpflanzen zu vergleichen. In der autogenen Versenkung ist der Übende besonders empfänglich (= suggestibel) für die Saat. Stetiges und konsequentes Üben entspricht dem täglichen Gießen: die Pflanze wächst. Es bildet sich etwas Neues. Hat der autogen Trainierende nach einigen Wochen mit seinem Vorsatz etwas realisieren können, wird er mit einer seiner Fehlreaktionen besser fertig, so kann er – wenn notwendig – eine weitere Formel wählen.

»Einpflanzen« des Vorsatzes

In einigen Veröffentlichungen wird das »Einhämmern« der Formel propagiert; die Formel soll in einem Übungsablauf 20-mal(!) wiederholt werden. Uns scheint, dass diese Form des »Einpaukens« zu sehr den bewussten, willentlichen Ursprüngen entstammt, wie sie vielen von der Schule her noch in Erinnerung sind. *Die Kunst beim autogenen Training besteht aber gerade in dem absichtslosen Geschehenlassen.* Und genau dies gilt für die formelhaften Vorsatzbildungen, ebenso wie für die sechs Standardformeln. »Man wird daher im allgemeinen formelhafte Vorsatzbildungen nicht zentral in die autogene Arbeit einfügen, sondern mehr locker gestreut, gewissermaßen nebensächlich« (J. H. Schultz).

Wenn nachfolgend einige Beispiele für formelhafte Vorsatzbildungen gebracht werden, sei nochmals betont, *dass diese auch nur beispielhaft zu verstehen sind.* Kritikloses übernehmen des einen oder anderen Vorsatzes kann zu Fehlhaltungen und Fehleinstellungen führen, wie wir später noch sehen werden.

<small>Erfolgsgarant ist das Erleben des Übenden</small>

Außerdem stellt sich hier ein weiteres Problem, auf das auch *Wallnöfer* mit Recht hinweist und das in der Oberstufe noch deutlicher wird: nämlich die Individualität jeder einzelnen Formulierung. Gegen jeden Satz kann man etwas einwenden, und jeder Satz hat auch etwas für sich. Es kommt ausschließlich auf das Erleben des Übenden (und nicht des Arztes!) an. Aufgabe des Arztes ist es, das Problem seines Patienten zu erkennen und *gemeinsam* mit ihm eine Formulierung zu finden, die für ihn annehmbar ist. Ob sie passt, zeigt sich meistens schnell.

Mit *Luthe* kann man die *intentionalen* von den *organspezifischen* Formeln unterscheiden. Während diese vom Abgewöhnen kleiner, gewohnheitsmäßiger Fehlreaktionen und »dummen Angewohnheiten des Alltags« bis hin zur systematischen Arbeit am Charakter dienen, können mit Hilfe jener gestörte Körperfunktionen angesprochen werden. Gerade die Überwindung der kleinen alltäglichen Schwierigkeiten und Störungen kann ein Ansatzpunkt einer besseren Entfaltung der Persönlichkeit sein und damit die Grundlage schaffen für eine bessere Lebensbewältigung. Der Weg zur systematischen Arbeit am Charakter kann damit manchmal auch erst eröffnet werden.

Anregungen für intentionale Vorsatzbildungen

Von großer Wichtigkeit sind formelhafte Vorsatzbildungen mit dem Ziel größerer Sicherheit

<small>Typspezifische Vorsatzbildungen</small>

- Ich bin ich.
- Ich weiß, was ich kann.
- Ich weiß, was ich will.
- Ich komme durch.
- Ich setze mich durch.
- Ich kann NEIN sagen.
- Ich schaffe es. (Vorsicht!)
- Ich kenne meine Grenzen – ich bleibe in meinen Grenzen.
- Ich bin innerlich frei.

Formelhafte Vorsatzbildungen

Für etwas unordentliche und vergessliche Menschen

❗ — **Schreibtisch wird aufgeräumt.**
 — **Brief wird geschrieben.**
 — **Namen werden gemerkt.**
 — **Ich kann wegwerfen.**

Für geräuschempfindliche Menschen

❗ — **Geräusche ganz gleichgültig.**

Mit dem Vorsatz »Ich schaffe es – Kurs West!« – wie bereits erwähnt – hat *Lindemann* die Überquerung des Ozeans bewältigt. Gerade hier ist zu Vorsicht geraten. *Autogenes Training ist kein Leistungssport, sondern eine Möglichkeit vor allem der inneren Sammlung und Einkehr.* Dass ich konzentrierter und besser arbeiten kann, wenn ich Gelassenheit erlangt habe, ist ein durchaus begrüßenswertes Nebenprodukt.

Dazu folgendes Protokoll:

> Fallbeispiele
> Ein 60-jähriger Manager kam wegen einer Schlafstörung mit einem massiven Angstsyndrom zum autogenen Training. Seine Symptomatik bestand seit einem 3/4 Jahr. Seine Biographie schien unauffällig. Er war, wie er sagte, gut verheiratet und seit 40 Jahren bei der gleichen Firma. Er habe jedoch ein Hobby, den Leistungssport und war sogar in einer bestimmten Sportart vor zwei Jahren bayerischer Meister gewesen. Und in diesem Jahr sei er nach einer anstrengenden sportlichen Leistung aufgrund einer Wette – mit einem 20-jährigen – mit schwersten Ängsten erkrankt. Die Untersuchungen ergaben keinen Anhalt für den befürchteten Herzinfarkt. Jedoch plagten ihn seither Schlafstörungen, und die Angst ließ ihn nicht mehr los. Die Einübung in das autogene Training ging ohne Schwierigkeiten vonstatten: er konnte wieder schlafen, seine Ängste gingen deutlich zurück. Und zum Abschluss seines Trainings hielt er den Vorsatz »Ich schaffe es« für ihn passend. Im gemeinsamen Gespräch konnte er indes erkennen, dass er mit diesem ganz auf Leistung ausgerichteten Vorsatz eine Wiederholung auslösen und sich damit schaden könnte. Er erarbeitete sich selbst folgenden Vorsatz: »Ich kenne meine Grenzen – ich bleibe in

Nochmals: Autogenes Training ist kein Leistungssport

Beispiele für formelhafte Vorsatzbildungen

meinen Grenzen.« und konnte damit seinen zu hohen Anspruch abbauen.

Ein junger Medizinstudent vor dem Physikum hatte sich im unkontrollierten Alleingang den Vorsatz gewählt: »Ich will alles ganz genau wissen« und wurde damit unruhig und schlafgestört. Seine Freundin, ebenfalls Medizinstudentin, glaubte mit der Formel »Ich bin aktiv« ihr Physikum besser meistern zu können und wurde nervös.

Gemeinsam fanden wir den Vorsatz »Ich schaffe es«, der von beiden angenommen werden konnte. Man kann hier erkennen, dass ein- und derselbe Vorsatz nicht zu jedem Menschen passt.

Gleicher Vorsatz – anderer Ablauf. Im Gegensatz zu dem illusionären Leistungsanspruch im ersten Beispiel mussten die beiden Studenten wirklich etwas »schaffen«, nämlich ihr Examen.

Weitere Vorsatzbildungen zur Examensvorbereitung:

> **»Gelerntes wird behalten.«**
> **»Alles Gelesene frei verfügbar.«**
> **»Gedächtnis behält.«**
> **»Ich arbeite ruhig und gelassen (gesammelt).«**

In der gelegentlich zu beobachtenden Paniksituation vor einer Prüfung ist die Distanzierung mit Hilfe der Indifferenzformel »gleichgültig«, bezogen auf einen anderen Menschen, ausnahmsweise erlaubt. In allen anderen Situationen kann diese Formel zu Schwierigkeiten führen. (Kommunikationsstörungen und Entfremdung, wie bereits erwähnt.)

Nahe verwandt mit den Prüfungsängsten scheint das Lampenfieber zu sein. Hier bieten sich folgende Formeln an:

> **»Ich spreche flüssig und frei.«**
> **»Es spricht aus mir.«**
> **»Ich bin auf der Bühne (Podium) gelassen und frei.«**
> **»Ich mag mein Publikum.«**

Formelhafte Vorsatzbildungen

Dazu ein Protokoll:

> **Fallbeispiel**
> Ein 29-jähriger Flötist, der in seinem Orchester beim Solopart stets in Schwierigkeiten kam, fand für sein Spiel eine bessere Haltung. Er hatte im Kurs gelernt, die Schultern besser fallen zu lassen. Damit konnte er seine Querflöte etwas anders halten, als es ihm vorher mit verkrampften und hochgezogenen Schultern möglich gewesen war. Diese geringe Haltungsänderung drückte sich in seinem Spiel aus. Nach sechs Wochen Übungszeit sei – nach seinem Bericht – »sein Solo viel besser gewesen«. Zusätzlichen Gewinn brachte ihm der (selbstgefundene) Vorsatz: »Ich spiele auswendig.«

Formelhafte Vorsatzbildungen bei Angstzuständen und depressiven Verstimmungen:

> **»Ich bin geborgen.«**
> **»Ich bin innerlich frei.«**
> **»Ich bin ruhig, sicher und frei von quälenden Gedanken.«**
> **»Ich sehe das Gute und freue mich am Leben.«**
> **»Ich ruhe in mir selbst.«**

Schließlich ein Vorsatz, in dem alles bisherige enthalten ist:

> **»ICH KANN LOSLASSEN.« »ICH LASSE MICH LOS.« »ICH LASSE LOS.«**

Ein Vorsatz, der von einem Patienten im Alleingang gefunden worden ist, möge als Beispiel gelten, wie man es *nicht* machen sollte: »Ich will keine Angst haben!« Dieser Satz enthält gleich drei Fehler: Erstens ist das Wort »will« unzulässig; zweitens enthält es die Negation »keine« und drittens soll das Wort »Angst« nicht ausgesprochen werden, da diese gerade dadurch ausgelöst werden kann.

Vorsatzbildungen für Stressgeplagte:

> **»Eins nach dem anderen.«**
> **»Unangenehmes zuerst.«**
> **»Ich kann delegieren.«**
> **»Ich finde meinen Weg.«**

Dass Schlafstörungen oft schon in den ersten Übungswochen schwinden können, wurde bereits erwähnt. Für anhaltende schwere Schlafstörungen hat Langen den wirkungsvollen Satz geprägt:

> »Spannung löst sich.«
> »Erholung wichtig – Schlaf gleichgültig«,

um den Betreffenden von seinem zwanghaften Denken an den Schlaf abzukoppeln.

Suchtprobleme

Abhängigkeiten wie *Alkohol* und *Rauchen* nehmen eine Sonderstellung ein. Hier führt die Indifferenzformel »Alkohol gleichgültig« im Allgemeinen sicher nicht zum Erfolg. An ihre Stelle tritt hier eine Formulierung nach *J. H. Schultz*, die man kategorisch nennen könnte und bei der die Antizipation eine besonders große Rolle spielt:

> »Ich trinke (brauche) keinen Alkohol –
> Zu keiner Zeit, an keinem Ort, bei keiner Gelegenheit
> (In keiner Form – in keiner Stimmung –)
> Die anderen trinken – das ist mir gleichgültig.«

Die Formel ist länger als die bisherigen, auch enthält sie Negierungen. Wir haben es in diesem Fall mit einer Ausnahme zu tun. Bei Rauchern dagegen hat der formalhafte Vorsatz »Ich atme reine Luft« positive Ergebnisse gezeigt.

Anregungen für organspezifische Vorsatzformeln

Ärztliche Kontrollen sind angezeigt

Während die im vorhergehenden Kapitel besprochenen Vorsatzbildungen auf dem Weg über die Selbstbeeinflussung zu Veränderungen im Verhalten führen können, zielen die folgenden auf Änderungen im körperlichen Bereich ab.

Bei diesen organspezifischen Formeln handelt es sich um gezielte *ärztliche* Maßnahmen. Unabdingbare Voraussetzung ist die genaue ärztliche Untersuchung vor Beginn des Trainings, da diese Vorsatzbildungen funktionelle Veränderungen im Körpergeschehen hervorrufen können. Vor einem unkontrollierten Üben ohne ärztliche Indikationsstellung und entsprechende Überwachung ist zu warnen!

Wichtig erscheint an dieser Stelle der Hinweis, dass Kontrollen der eventuellen klinischen Befunde erforderlich sind, z.B. Blutdruckmessung, Kontrollen der Stoffwechselparameter, laufende Augen-Innendruckmessungen bei Glaukompatienten usw., da unter Umständen Medikamente reduziert bzw. umgestellt werden müssen.

Im folgenden einige Anregungen: Sie erheben keinen Anspruch auf Vollständigkeit.

Grüner Star (Glaukom). Das Glaukom ist gekennzeichnet durch eine Erhöhung des Augeninnendruckes. Die zusätzliche Einstellung:

❗ »Augen angenehm kühl«

führte bei einer 70-jährigen Patientin zu einer anhaltenden Senkung des Augen-Innendruckes von 31 auf 20 mm Hg im Verlauf von einigen Wochen (fachärztliche Kontrolle).

Schielen. Eine 31-jährige Patientin litt an einer Sehstörung, dem sog. Doppelbildsehen. Nachdem Sehschule und eine operative Verkürzung des äußeren Augenmuskels nicht zu dem gewünschten Erfolg geführt hatten, nahm sie an einem Gruppenkurs teil. Schon drei Wochen nach Beginn des Kurses waren die Doppelbilder zu ihrer Überraschung weitgehend verschwunden. Ebenso verschwanden die häufig auftretenden Kopfschmerzen. Eine spezifische Formeleinstellung erwies sich hier nicht als erforderlich.

Der Berliner Augenarzt *Schultz-Zehden* hat über eindrucksvolle Erfahrungen mit dem autogenen Training berichtet, die er bei seinen Patienten mit Glaukom, Schielproblematik und Erblindungsängsten beobachten konnte.

Heuschnupfen (allergische Rhinitis). Die Monate Mai und Juni werden wegen der Gräserblüte von jenen Menschen gefürchtet, die zu Heuschnupfen neigen. Wir sprechen dann von einer Allergie gegen bestimmte Pollen oder Gräserblüten. Hier bringt die Einstellung

❗ »Schleimhaut der Nase angenehm kühl (und trocken)«

diesen Menschen oft größte Erleichterung.

Hilfe bei psychosomatischen Störungen

Dem Leser ist bereits bekannt, dass mit dem Vorsatz »warm« eine bessere Durchblutung der Haut angeregt werden kann. Bei der Schleimhaut dagegen wird die Einstellung »kühl« verwendet. Dadurch kann es zu einer »Harmonisierung« des bei Heuschnupfen verquollenen Gewebes der Nasenschleimhaut kommen.

Besteht neben der Irritation der Nasenschleimhaut gleichzeitig eine Bindehautentzündung, kann der Vorsatz erweitert werden auf:

> »Schleimhaut der Nase und der Augen angenehm kühl.«

Nach unserer Erfahrung finden etwa 75% der Heuschnupfengeplagten damit Hilfe, das heißt, sie brauchen wesentlich weniger oder überhaupt keine Medikamente mehr.

Asthma bronchiale. Das Bronchialasthma ist eine Erkrankung, der sowohl eine körperliche Schädigung als auch eine seelische Fehlhaltung oder beides zugrunde liegen kann. Neben anderen Maßnahmen empfiehlt es sich, das autogene Training einzuüben, gewissermaßen therapiebegleitend zur Unterstützung und psychischen Stabilisierung, im Sinne eines »sowohl – als auch« und nicht im Sinne eines »entweder – oder«. Allerdings ist ein Asthmapatient, der zu Anfällen neigt, aus verständlichen Gründen nicht für die Gruppe geeignet. Hier wird man der Einzeltherapie den Vorzug geben, zumal die Aufhellung des seelischen Hintergrundes nur im persönlichen Gespräch möglich ist.

Folgende Formel hat sich bei Asthmatikern bewährt:

> »Schleimhaut der Nase und des Rachens,
> der Atemwege bis hinunter in die kleinsten Bronchien
> angenehm kühl und trocken –
> Brustraum angenehm warm oder weit und frei.«

Konsequentes Üben ist gerade bei dieser Krankheit eine wesentliche Voraussetzung.

Pruritus (Juckreiz). Bei dem oft sehr unangenehmen Juckreiz, der im Bereich des ganzen Körpers auftreten kann, oder als Symptom einer anderen Erkrankung (z.B. Diabetes mellitus), bewährt sich erneut die Kühleeinstellung des entsprechenden Haut- oder Schleimhautgebietes mit der Spezialformel:

❗ »Schleimhaut der Genitalgegend (Vagina) angenehm kühl.«

Chronische Prostatitis (Entzündung der Vorsteherdrüse). Dabei handelt es sich um eine chronische, oft schwer behandelbare und schmerzhafte Erkrankung der Prostata, die häufig (auch wegen ihrer langen Dauer) neurotisch überlagert ist. Hier kann das autogene Training segensreich wirken mit dem Vorsatz:

❗ »Unterbauch (Blasengegend) angenehm warm oder kühl.«

Der Übende muss selbst entscheiden.

Dass die sechs Standardübungen als solche – *ohne* jeden Spezialvorsatz! – eine über 12 Jahre sich hinziehende, chronische Prostatitis zur Ausheilung und damit zum Verschwinden bringen konnten, zeigt das folgende Protokoll:

Verschiedene Übungsergebnisse

> **Fallbeispiel**
> Ein 36-jähriger Mann machte vor 12 Jahren, also im Alter von 24 Jahren, eine bakterielle Prostatitis durch. Nach deren vermeintlicher »Ausheilung« entwickelte sich eine »vegetative Prostatopathie« (= Prostata-Erkrankung) mit unangenehmen und belastenden Symptomen: Krämpfe im Unterbauch nach längerem Sitzen (Patient hatte eine vorwiegend sitzende Tätigkeit), beim Radfahren, bei Kälte und Witterungswechsel, gelegentlich schmerzhafte Ejakulationen, ziehende Schmerzen bei Sexualverkehr. Wiederholte Untersuchungen und medizinische Behandlungsversuche führten zu keinem Erfolg. Einmal wurde sogar ein operativer Eingriff vorgeschlagen. Der Patient nahm an einem Gruppenkurs teil. Schon während der Übungszeit kam es zu einer wesentlichen Besserung und nach einem halben Jahr war er beschwerdefrei. Eindrucksvoll war dabei die gleichzeitige Beseitigung einer ausgesprochenen Kälteempfindlichkeit und Infektanfälligkeit. Während vor dem autogenen Training etwa zwei- bis dreimal jährlich fieberhafte Infekte aufgetreten waren, blieben diese jetzt aus. Offenbar hatte sich die Immunlage (Abwehr) entscheidend verbessert. Letzteres lässt sich öfter beobachten, wie bereits im Kapitel »Macht der Gedanken« erwähnt.

Harninkontinenz (Harnträufeln). Das Harnträufeln ist ein unangenehmes und lästiges Symptom, das vor allem bei Frauen auftritt. Stehen hierbei psychische Faktoren im Vordergrund, ist ein autogenes Training angezeigt. Dass auch bei länger dauernden Beschwerden und anatomischen Veränderungen Erfolge möglich sind, zeigt das folgende Protokoll:

Eine 55-jährige Patientin musste sich in den letzten 12 Jahren dreimal einer Unterleibsoperation unterziehen. Geblieben war ihr das lästige Harntröpfeln – und vor allem die Angst davor. Das Einüben des autogenen Trainings unter Einbeziehung der Zusatzformel

❗ »Blasengegend angenehm warm«

ging störungsfrei vor sich und befreite sie noch während des Kurses von ihrem lästigen Symptom (Nachbeobachtungszeit 10 Jahre).

Bei schweren Störungen – Psychotherapie

Sexualstörungen. Insbesondere Potenzstörungen des Mannes und die Störungen im Bereich der Sexualorgane der Frau bedürfen im allgemeinen einer weitergehenden Psychotherapie, da hier meist tieferliegende Konflikte zugrunde liegen.

Hier kann jedoch das begleitende Einüben in das autogene Training günstig wirken, z.B. beim Vaginismus (Scheidenkrampf) der Frau mit dem Vorsatz:

❗ »Becken angenehm warm.«

Allgemeine psychische Stabilisierung

Auf jeden Fall sollte bei Problemen dieser Art das autogene Training in eine Psychotherapie eingebettet sein.

So merkwürdig es klingt, auch Warzen können mit seelischen Ursachen in Verbindung gebracht werden. Schon den Schäfern im Mittelalter war bekannt, dass man Warzen »besprechen« kann. Heute weiß man, dass länger bestehende Warzen auf Hypnose zu verschwinden pflegen. Da die Wirkungen der Hypnose zum Teil auch im autogenen Trainings erreicht werden können (*Schultz* 1987), ist es nicht verwunderlich, dass auch die »autogene Warzenentfernung« zum Erfolg führen kann.

❗ – **Warze eiskalt – Warze stirbt ab**

ist ein erfolgversprechender Vorsatz.

Sind mehrere Warzen vorhanden, genügt im Allgemeinen die Einstellung auf eine einzige, worauf die anderen ohne weiteres Zutun – gewissermaßen »aus Sympathie« – ebenfalls verschwinden.

Erythrophobie (Errötungsfurcht) und Hyperhidrosis (Neigung zu schwitzen). Das Erröten, das Erblassen oder das Schwitzen sind Wahrnehmungen und Aussagen unserer Haut, die auf der Grundlage von Emotionen und Affekten entstehen. Im Volksmund heißt es: »Ich fühle mich nicht wohl in meiner Haut.«

Der Errötungsfurcht junger Menschen liegt häufig ein Autoritätsproblem zugrunde. Zum Erröten kommt es dann in bestimmten Situationen oder beim Zusammentreffen mit bestimmten Menschen. Je mehr sich der Betreffende vornimmt, gerade jetzt nicht zu erröten, um so intensiver tritt dann das Symptom auf. Er gleicht darin jenem Radfahrer oder Skiläufer, der ein Hindernis vermeiden möchte, der jedoch um so sicherer darauf zufährt und zu Fall kommt.

Neben dem klärenden Gespräch, gegebenenfalls in Verbindung mit weiteren psychotherapeutischen Maßnahmen, führt das autogene Training zu einer allgemeinen psychischen Stabilisierung und mit dem Vorsatz:

- »Gesicht angenehm kühl«
- »Nacken-Schulter-Gebiet angenehm warm« oder auch
- »Füße warm«

kommt es häufig zu einem Schwinden dieses Symptoms.

Bei Neigung zu feuchten Händen bringt der Vorsatz

- »Hände warm und trocken«

häufig Erleichterung. Auch bei allgemeiner Neigung zu vermehrter Schweißabsonderung erweist sich das autogene Training immer wieder als hilfreich. Allerdings ist hier meist nicht mit einem sehr raschen Wirkungseintritt zu rechnen.

Von Kursteilnehmern, die aus den Mittelmeer- oder sonstigen warmen Ländern stammen, taucht immer wieder die Frage auf, wie sie der Hitze dort besser begegnen könnten. Hier empfiehlt sich erstaunlicherweise die Einstellung:

❗ — »angenehm warm«.

Offenbar spielt hier das Wort »angenehm« die entscheidende Rolle.

Der gleiche Vorsatz half einem jungen Organisten: Seine Hände waren aufgrund der Kälte in der Kirche nicht beweglich genug. Nach einem Training kurz vor jedem Konzert erwärmten sich seine Hände rasch, und er konnte ohne Schwierigkeiten die Orgel spielen.

Ausblick auf die Oberstufe des autogenen Trainings

Wesen der Oberstufe –140
Methodik der Oberstufe –144
Oberstufe nach J. H. Schultz –144
Modell 7-Wochenkurs –146
Modell Dauergruppe –150

Wesen der Oberstufe

Erreichen der Oberstufe

Autogenes Training kann, wie bereits geschildert, eine echte Lebenshilfe sein. Es ist eine in sich abgeschlossene psychotherapeutische Methode. Darüber hinaus ist eine weitere Stufe des autogenen Trainings möglich – und zwar in Richtung Intensivierung und vertiefte Innenschau.

Zu Beginn seines Kapitels über die Oberstufe schreibt *Schultz* den apodiktischen Satz:

Die Erlangung der Oberstufe unserer Technik setzt eine vollständige, sichere und prompte Beherrschung der allgemeinen Technik der Unterstufe voraus. Die Versuchspersonen müssen in der Lage sein, durch einen kürzesten Akt innerer Konzentration schlagartig die spezifische Umschaltung zu vollziehen.

Bereits 1929 zeigte *J. H. Schultz* mit seiner grundlegenden Arbeit »Gehobene Aufgabenstufen im autogenen Training« weitergehende Möglichkeiten der Methode, woraus dann später, nicht eben glücklich, der Begriff »Oberstufe« entstand. Er wählte zu einer Zeit, in der sich das autogene Training noch in einem Versuchsstadium befand – daher auch die Bezeichnung Versuchspersonen – die heute nicht mehr gebräuchliche Bezeichnung »Unterstufe und Oberstufe«. Diese Bezeichnung legt einen Vergleich mit schulischen Maßstäben nahe, also einen Vergleich nach Wertmaßstäben »unten und oben«. Eine solche Bezeichnung entspricht heute weder dem Sinn noch dem Wesen des autogenen Trainings und ist irreführend.

Autogene Imagination

Aus diesem Grund hat der Vorstand der »Deutschen Gesellschaft für ärztliche Hypnose und autogenes Training« 1976 angeregt, die Bezeichnung »Unterstufe« in »Grundstufe« umzuwandeln. Aber auch dieser Begriff weist auf ein Unten und Oben hin. Dabei ist die Grundstufe eine eigene Therapieform. Das gleiche gilt auch für die sogenannte Oberstufe, die »autogene Imagination«. Eine Einigung über den Begriff »Oberstufe« konnte dagegen nicht erreicht werden, obwohl es an entsprechenden Vorschlägen nicht mangelte: »Autogene Imagination« (*Kraft*), »Autogene Meditation« (*Schaetzing, Wallnöfer*), »Autogene Imagogik« (*Thomas*) und »Autogenic Meditation« (*Luthe*). Schließlich sprach *J. H. Schultz* 1961 selbst von »Autogener Bilderschau« (zitiert nach *Kraft*) und drückte damit das eigentliche Anliegen der Oberstufe aus.

10 Ausblick auf die Oberstufe des autogenen Trainings

Mit der gedanklichen Abkehr vom Außen zum Innen, von der uns umgebenden Welt zur Innenwelt kann eine Bilderschicht erreicht werden, die in gewisser Hinsicht dem Nachttraum vergleichbar ist. Hier kann der Übende neue Einsichten in strukturelle Wesenszüge erfahren und über eine beobachtende Selbstschau zu Selbstklärungen kommen. Damit kann eine Selbstentfaltung gefördert werden.

Innenschau bedeutet Meditation (lat.: meditari), »waches, aufmerksames Nach-innen-hören, innere Einkehr und Versenkung« (*Bitter*)«, und somit kann die Oberstufe eine meditative Bedeutung gewinnen.

»Die vertiefte Selbstschau gestattet in einem gewissen Rahmen eine Autopsychokatharsis (griech.: Reinigung, Abreaktion), bei entsprechender Schulung, Eignung und Selbständigkeit der Versuchsperson (des Übenden, d. Verf.) eine Autopsychoanalyse (Einsichtnahme) oft bis zu überraschender Tiefe« (*J. H. Schultz*).

Unter »Imaginieren« verstehen wir die Fähigkeit des Menschen, sich nichtpräsente Situationen, Vorgänge, Objekte und/oder Personen zu vergegenwärtigen, oder auch präsente Situationen in einem inneren Bild verdichtet auszudrücken, wobei aus Vorstellungen Bilder und/oder Symbole entstehen können. Es sind Bilder, die der Tiefe der Seele entspringen und sich damit dem Bewusstsein zur Verfügung stellen. Das Bewusste und das Unbewusste des Übenden treten in eine Beziehung zueinander.

Bilder aus der Innenwelt

Symbol (griech. symballein = zusammenfügen) steht als Zeichen für etwas anderes. Nach *C. G Jung* ist »das Symbol der bestmögliche Ausdruck der bewusst/unbewussten Totalsituation eines Menschen für ein vom Bewusstsein noch nicht Erfasstes«. Der Vergleich mit dem Nachttraum bietet sich hier an: Es handelt sich hier wie dort um Mitteilungen oder Briefe aus dem Unbewussten an das Bewusstsein in einer uns gewöhnlich unbekannten Sprache, nämlich der Symbolsprache.

Die leichter verstehbaren Traum-Symbole liegen offenbar den bewussten Schichten näher. Es gibt jedoch Träume, die uns recht unverständlich erscheinen: »Ich habe heute nacht völlig Unsinniges geträumt.« Diese scheinen mehr dem System Unbewusst = Unverstanden zugeordnet zu sein.

Verstehen von Traum-Symbolen

»Imagination« bedeutet jedoch auch »Phantasie«, wobei besonders die imaginative Aktivität, die Kreativität, gemeint ist. »Phantasieren heißt, sich dem Spiel der Einbildungskraft hinzugeben« (zitiert nach Duden), wobei es sich um eine spezifisch menschliche Eigenschaft handelt, eine Fähigkeit, die bei allen Wahrnehmungen, Plänen und Handlungen beteiligt ist. In ganz besonders verdichteter Form kommt sie im Nachttraum zum Ausdruck, und sie prägt die Oberstufe des autogenen Trainings ebenso wie den Tagtraum nach *Leuner*, dem »katathymen Bilderleben«, auch »Symboldrama« genannt.

Das »katathyme Bilderleben« (kurz: KB) gehört zu den imaginativen Verfahren der Psychotherapie. Mit Hilfe der Grundübungen des autogenen Trainings (Schwere, Wärme, Ruhe,) wird der Patient in eine unterwache, leicht gesenkte Bewusstseinslage gebracht und angeleitet, bildhafte Vorstellungen aufsteigen zu lassen, über die er dem Therapeuten laufend berichtet. Diese Bilder sind vom bewussten Willen unabhängige, aus der Seele kommende Wahrnehmungen (daher der Name: kata – herab, herunter, thymos – Seele). Sie zeigen oft in symbolhaft verschlüsselter, verkleideter Form Konflikte auf und machen sie einer bewussten Bearbeitung zugänglich. Zweifellos hat das *Leuner*sche katathyme Bilderleben dem Oberstufentraining neue Impulse und Anregungen gegeben.

Der Unterschied zwischen den beiden verwandten Methoden besteht darin, dass der Oberstufentrainierende in völligem Stillschweigen – also autogen! – übt und sich seiner inneren Bilderschau hingibt; auftauchende Bilder und Symbole werden erst *nach* der Übung besprochen und bearbeitet. Beim katathymen Bilderleben dagegen berichtet der Patient laufend seinem Therapeuten über seinen Tagtraum, er »nimmt ihn mit ins Bild«, mit anderen Worten: es besteht ein dauernder verbaler »Rapport«.

Katathymes Bilderleben

Die Oberstufe des autogenen Trainings, das katathyme Bilderleben und der Nachttraum vermitteln dem Menschen Erlebnisse aus tieferen Schichten der Seele, ähnlich wie die von der Psychoanalyse her bekannte freie Assoziation (*Freud*). Alles sind Wege zum Unbewussten. Es handelt sich also bei der Oberstufe um ein tiefenpsychologisch fundiertes meditatives Verfahren. Wir schließen uns der Auffassung von *Bartl*, *Kraft*, *Rosa*, *Wallnöfer* und anderen an, die vom Kursleiter tiefenpsychologische Weiterbildung mit Selbsterfahrung voraussetzen. Was im Übrigen auch für einen Leiter von AT-Gruppen wichtig ist. Darüber hinaus benötigt er eingehende Kenntnisse im Umgang mit gruppendynamischen Prozessen und Erfahrungen in der Symbolsprache.

10 Ausblick auf die Oberstufe des autogenen Trainings

Ein besonders wichtiger Faktor für das analytische Arbeiten im autogenen Training ist die Abstinenz des Kursleiters sowohl in der Grundstufe wie auch besonders in der Oberstufe. Deutungen und Interpretationen werden – wenn überhaupt – nur sehr behutsam und zurückhaltend gegeben. Der Kursleiter ist eher ein einfühlsamer Begleiter. Dazu *J. H. Schultz*:

»Der Arzt wird nur mit wenigen vorsichtigen Hinweisen andeuten, was dieses oder jenes Bild gerade für diesen Menschen und für diese Situation etwa bedeuten könne, und im übrigen die Selbstentwicklung der Persönlichkeit ungestört sich vollziehen lassen.«

Zu den Indikationen und Kontraindikationen gilt das vorher für die Grundstufe Gesagte in besonderem Maße. Menschen mit Defiziten in einer sehr frühen Zeit ihrer Entwicklung sind ungeeignet. Aufkommendes Material kann zu psychotischen Durchbrüchen führen. Für Patienten mit Verdacht auf eine psychotische Erkrankung (auch im Intervall, medikamentös eingestellt) besteht eine absolute Kontraindikation.

Erfahrungen in der Oberstufe

Die so genannte Oberstufe kann ausgesprochen hilfreich sein für Menschen, die ihre Gefühle besser wahrnehmen wollen und die eine Steigerung ihrer Erlebnisfähigkeit und ihrer kreativen Möglichkeiten anstreben.

Die Übergänge zum therapeutischen Bereich sind fließend. Psychotherapie heißt: Behandlung *mit* seelischen Mitteln. Bei allen Formen von Beziehungsstörungen, bei Hemmungen und bei Ängsten bis hin zu psychosomatischen Störungen kann die Oberstufe sinnvoll angewandt werden.

Eine wesentliche Voraussetzung ist eine einwandfreie und gute Einübung in die so genannte Grundstufe, was im Allgemeinen nach etwa einem halben Jahr der Fall sein dürfte. Immer wieder wird erlebt, dass bei Kursteilnehmern, denen in der Grundstufe die autogene Übung begleitend vorgesprochen wurde, später zu Beginn des Oberstufenkurses nicht unerhebliche Schwierigkeiten auftraten.

Der Versenkungszustand der Oberstufe dauert länger als in der Grundstufe, etwa 15-20 Minuten. In dem abschließenden Gruppengespräch kann das Erlebte mitgeteilt und besprochen werden. Das Eingangsgespräch in der Gruppe, die Übung und das Nachgespräch nehmen mehr Zeit in Anspruch, zumal öfters auch Nachtträume besprochen werden: für eine Gruppensitzung sind zwei Stunden erforderlich. Aus diesem Grund ist auch die Oberstufengruppe zahlenmäßig kleiner: sie sollte nicht mehr als 6-8 Teilnehmer umfassen.

Methodik der Oberstufe

Das methodische Vorgehen in der Oberstufe ist nicht einheitlich. Es gibt nicht die Oberstufe. Wir schließen uns der Auffassung von *Bartl*, *Kraft*, *Rosa* und vor allem *Wallnöfer* an, die in der Vermittlung der Oberstufe ein analytisch fundiertes Verfahren sehen. Es wird zunächst kurz die Darstellung von *J. H. Schultz* skizziert und anschließend ein Modell vorgestellt, das sich in vielen Jahren bewährt hat.

Oberstufe nach J. H. Schultz

Es ist auffallend, dass in dem Lebenswerk von *J. H. Schultz* das Kapitel »Technik und Leistungen der Oberstufe« einen eher bescheidenen Raum einnimmt: Lediglich 30 von 400 Seiten in seinem Buch »Das Autogene Training« sind ihm gewidmet. Er beschreibt ein Stufenmodell.

Am Anfang stehen Farberlebnisse: Die Übenden werden angeleitet, sich in der autogenen Versenkung eine beliebige Farbe vorzustellen mit dem Vorsatz: »Ich stelle mir eine Farbe vor.« Erscheint bei mehrmaligen Übungsversuchen stets die gleiche Farbe, so spricht man von der »Eigenfarbe«, die jedoch meistens nicht die »Lieblingsfarbe« darstellt. Mit ihrer Hilfe ist eine wesentlich raschere organismische Umschaltung möglich: das Training vertieft sich.

Schau »konkreter Objekte«

Daran schließt sich die Schau »konkreter Objekte« an. Bereits hier tritt häufig früher Erlebtes aus tieferen Schichten in das Bewusstsein – klar und deutlich oder symbolhaft verschlüsselt. Es kann Material liefern, das mit Hilfe der »freien Assoziation« (*Freud*) weiter bearbeitet werden kann. Es ist wichtig zu wissen, dass nicht nur bildhafte Erscheinungen, sondern auch gedankliche Vorstellungen Material aus der Tiefe zur weiteren Bearbeitung fördern können.

Eines jedoch scheint erwiesen: ob produktiv in Bezug auf Bilder oder nicht, jeder Oberstufen-Trainierende erlebt eine bedeutsame Vertiefung und Intensivierung seines Trainings.

Ausblick auf die Oberstufe des autogenen Trainings

Eine weitere Stufe ist der – scheinbar paradoxen – Schau »abstrakter Gegenstände« gewidmet. *Schultz* versteht darunter Begriffe, wie »Glück« oder »Gerechtigkeit« oder ähnliches. Sinneseindrücke des Hörens, des Tastens, des Berührens und des Schmeckens werden einbezogen. Zum Nachttraum zeigen sich sowohl Parallelen wie Unterschiede: Eine Teilnehmerin erlebte das Geschehen im Nachttraum mehr bildhaft, panoramaartig, während sie bei ihren Oberstufenerlebnissen Gefühlseindrücke des Hörens, Riechens und Fühlens deutlich plastischer wahrnahm. »Steht das Gebiet der Objektschau fließend zur Verfügung«, gibt *Schultz* die Aufgabe, dass sich der Übende ein Erlebnis vorstellt, das für ihn »Ausdruck oder Sinnbild des intensivsten und gewünschtesten Gefühlszustandes« ist. Analog zur »Eigenfarbe« spricht er hier von »Eigengefühl«. Oft erlebt er dabei zu seiner Überraschung völlig andere Eindrücke als jene, auf die er sich eingestellt hatte.

In dieser Phase der Oberstufe kann das Wiederauftreten längst versunkener Erinnerungen gelegentlich zu tiefen Erlebnissen führen. Solche Erlebniserinnerungen können auf Geschehnisse der frühen Kindheit bis in das zweite oder dritte Jahr zurückgehen. Dabei bedienen sich die Übenden oft der Ausdrucksweise: »Ich habe ein Gefühl/Geschmack/Geruch, das mich an irgendetwas aus der und der Zeit erinnert.«

In einer weiteren Stufe gibt *Schultz* die Aufgabe, sich einen bestimmten, anderen Menschen vorzustellen und auf sich wirken zu lassen. »Wir benützen also die Technik der Versenkung zur Kontrolle für die Einfühlungsfähigkeit in den anderen«. Allerdings warnt er hier ausdrücklich davor, sich eine Persönlichkeit vorzustellen, zu der eine positive Affektbeziehung besteht, z.B. Partner, Freunde o.ä. Dies kann zu Schwierigkeiten führen und erhebliche Widerstände auslösen. Die subtilste Form von Oberstufenerlebnissen sind für *Schultz* fragende Einstellungen in der Versenkung an sich selbst und die Beobachtung der Antworten, die aus dem Unbewussten aufsteigen können. Er gibt hierbei eine Reihe von »Existentialwerten« an, die er in seiner Monographie »Seelische Krankenbehandlung« näher bezeichnet und ausgeführt hat, z.B. »Sinn des Lebens«, »Was wünsche ich?«, »Wohin geht mein Weg?«, »Was mache ich falsch?«, oder ähnliches.

Dem kann sich laut *Schultz* der Versuch anschließen, eine der vorliegenden Persönlichkeit nach ihrem innersten Wesen entsprechende Formel zu entwickeln. Damit tritt die formelhafte

Abstrakte Gegenstände

Vorsatzbildung, die uns in einfacher Verwendung bereits geläufig ist, hier an zentraler Stelle wieder in ihr Recht.

J. H. Schultz hat mit seiner Oberstufe eine gute Grundlage für ein wertvolles therapeutisches Instrument geschaffen. Dass er in seinem Modell viel von »Aufgaben« spricht, die zu lösen sind, und von »Leistungen«, die erbracht werden müssen, kann man wohl aus der Zeit heraus verstehen. Seine Mitarbeiter und Schüler, seine Nachfahren, haben seine Technik entsprechend ihren Vorstellungen und ihrer Zeit gemäß weiter entwickelt und verändert.

Im folgenden werden zwei Modelle vorgestellt, die sich bei der Oberstufenarbeit bewährt haben:

Wochenkurs vs. Dauergruppe

Ein 7-Wochenkurs mit jeweils 2 Stunden, der auch für Ärzte und Psychologen in der Weiterbildung offen steht. Hier wird das Thema vom Gruppenleiter vorgeschlagen.

Eine (halboffene) Dauergruppe, die alle 4-6 Wochen stattfindet, und in der sich die Gruppe ihr Thema selbst erarbeitet: Da im Zustand der Entspannung bildhafte Erlebnisse spontan aufsteigen können, wurde im Laufe der Zeit dazu übergegangen, jedem einzelnen Teilnehmer freizustellen, ob er ein Thema wünscht oder eine freie Bilderwahl vorzieht. *Rosa* prägte dazu den Satz: »Alles, was kommt, ist wichtig, denn es kommt von Innen!«

Es ist sinnvoll, dass die Teilnehmer nach ihrer Übung das Erlebte protokollieren oder auch malen (Farben oder Buntstifte).

Modell 7-Wochenkurs

1. Sitzung: Farbe - Blumenmotiv. Die Teilnehmer werden aufgefordert, sich eine beliebige Farbe vorzustellen aber auch andere Eindrücke zuzulassen. Nach unserer Erfahrung haben nur etwa 20-30% der Übenden ein Farberlebnis. Daher wird möglichst bald das Blumenmotiv vorgeschlagen, um die Teilnehmer schon früh auf die Möglichkeit des Sinnenhaften hinzuweisen. Die Aufforderung lautet jetzt: »Stellen Sie sich eine Blume vor, und schauen Sie sie ganz genau in allen Einzelheiten an. Sie können sie auch berühren, versuchen daran zu riechen oder zu schmecken. Vielleicht ist auch etwas zu hören; und dann schauen Sie, was Sie von der Umgebung wahrnehmen können.« Das Blumenmotiv ist vom katathymen Bilderleben (Imagination) her als »Blumentest« (*G. Krapf*) bekannt.

Ausblick auf die Oberstufe des autogenen Trainings

> **Fallbeispiel**
> Ein Patient imaginiert eine Rose. Es erstaunte ihn, dass der Stängel nur mit wenigen Dornen besetzt war. Einige Jahre vorher war ihm nämlich am Ende eines Grundstufenkurses ebenfalls eine Rose erschienen. Nur war damals der Stängel derart mit Dornen übersät, dass man ihn nicht berühren konnte. Vielleicht ein Symbol für seine damaligen Schwierigkeiten?

Imagination einer Rose

2. Sitzung: Schau konkreter Gegenstände – Apfel, Frucht. Sowohl Apfel wie Frucht sind orale Begriffe mit symbolhafter Bedeutung.

> **Fallbeispiel**
> Ein in seiner Arbeit überlasteter Teilnehmer berichtet: »Ich hatte sofort einen Apfel in Großformat, der sich jedoch in Sekundenschnelle in eine überschwere, schwarze Eisenkugel verwandelte.« Seine Deutung: »Ich bürde wohl mir – und anderen – zurzeit zu viel auf. Ich kann schlecht ›NEIN‹ sagen und gehe vielleicht mir und meiner Umgebung auf die Nerven.«

Ob bei dem einzelnen Übenden Imaginationen auftreten oder nicht, in jedem Fall kommt es zu einer deutlichen Vertiefung und Intensivierung des autogenen Zustandes – und dies meistens schon nach der ersten oder zweiten Sitzung.

3. Sitzung: Schau abstrakter Begriffe: Ruhe/Bewegung.

> **Fallbeispiel**
> Eine andere Teilnehmerin erlebte sich in einem großen Zimmer. Blick durch das Fenster. Friedliche Stimmung, kein Mensch, Ruhe. Plötzlich dachte sie: »Der Gegensatz zur Ruhe ist doch nicht Bewegung, sondern Unruhe. Das führte sie zu einer Standuhr mit einem gleichmäßigen Perpendikel. Die »Unruhe« der Uhr spürte sie zunächst in sich selbst. Aus dieser »Unruhe« wuchs langsam die »Ruhe«. Sie hat sich danach außerordentlich gut gefühlt.«

Kommentar: Die Teilnehmerin kommt über ihr Rhythmus-Erleben zu einem beruhigenden Gefühl der Harmonie.

Denken ist Probehandeln

4. Sitzung: Antizipation – Ich sehe den anderen. »Antizipation« bedeutet die vorstellungsmäßige Vorwegnahme eines Ereignisses bzw. eines bestimmten Denk- oder Handlungsziels. Denken ist Probehandeln mit geringen Besetzungsqualitäten (*Freud*). Die Erfahrung hat gezeigt, dass bildmäßige Vergegenwärtigungen wesentlich tiefer gehende Wirkungen zeigen als bloßes Denken. Es ist das Verdienst von *Hoffmann* (1987), dass er diesen Begriff in das autogene Training eingebracht hat. »Wir wiederholen in der realen Handlung nur das, was wir mit unserer Einbildungskraft vorentschieden haben« (*Hoffmann*). Und er fährt fort: »Diese Vorentscheidung geht in der Entspannung sehr viel leichter vor sich. Wichtige Dinge werden nicht in der Hast, in der Unruhe entschieden, sondern in der Ruhe.«

Hier scheint eine Parallele zwischen der Antizipation und dem »mentalen Training« vieler Spitzensportler und Künstler zu bestehen. So fährt beispielsweise ein Skirennläufer vor dem Start seine Strecke mit allen Hindernissen in *Gedanken* ab, um sie dann in der Realität besser meistern zu können.

J. H. Schultz hat sich der Antizipation in bezug auf andere Menschen bedient. Jedoch können auch mehr oder weniger angstbesetzte, zukünftige Situationen eingestellt werden, zum Beispiel Prüfungsängste, Vorstellungsgespräche o.ä. Anstehende Entscheidungen können zu Nervosität, innerer Unruhe und Schlafstörungen führen, die im Extremfall ein quälendes Grübeln verursachen können. Hier kann ein Oberstufentraining hilfreich sein, Wege für eine Entscheidung zu erarbeiten. Es kann klärend wirken.

> **Fallbeispiel**
> Eine 50-jährige Geschäftsfrau hat Schwierigkeiten mit einer jungen Mitarbeiterin. Sie fühlt sich von dieser oft missverstanden und nicht genügend respektiert. Sie empfindet deren Verhalten Trotz und Widerstand. Die Kommunikation entwickelt sich zunehmend schwierig.
> Im Oberstufentraining stellt sich die Teilnehmerin ihre Kontrahentin vor, was ihr auch gelingt. Dabei stellt sie bestürzt fest, dass sie an sich selbst viele jener Verhaltensweisen wiederentdeckt, die sie ihrer jungen Mitarbeiterin vorgeworfen hatte. Die Geschäftsfrau ist nach diesem Erleben sehr nachdenklich.

Kommentar: Es handelte sich hier nicht um eine Aufarbeitung im tiefenpsychologischen Sinn. Für die Teilnehmerin war die Entdeckung jedoch eine große Hilfe.

5. Sitzung: Die Brücke. Eine Brücke verbindet die beiden Ufer eines Flusses. Sie kann als Symbol verstanden werden für Kommunikation: Worte als Brücke menschlicher Beziehungen. Man kann über eine Brücke zu neuen Ufern gelangen, oder man kann eine Brücke einstürzen lassen, wenn Kommunikation nicht mehr möglich erscheint.

> Fallbeispiel
> Einer jungen Kursteilnehmerin erscheint ein etwas schmutziger, tiefer Bach, an dem sie entlang geht. Sie ist allein, ihr Freund geht, ohne sie zu beachten, auf der anderen Seite. Die Landschaft ist unfreundlich und grau. Erst als es zwischen den beiden zum Blickkontakt kommt, erscheint plötzlich eine Brücke und die Landschaft verwandelt sich in blühende Wiesen. Es konnte zu einer Annäherung kommen.

Brücken verbinden

Die Übende machte nach seinem Bericht einen gelösten Eindruck. Diese Imagination könnte in der Tat eine Chance für beide sein.

Schließlich soll nicht übersehen werden, dass auch die Beziehung zum Therapeuten als eine Brücke zu verstehen ist. Dazu ein Wort von *Langen*:

Nicht die Methode ist es, die heilt, sondern der Arzt.

6. Sitzung: Mein nächster Schritt. Hier werden im Allgemeinen mehr aktuelle Schwierigkeiten und/oder Probleme angesprochen. Bei dieser Übung werden sehr häufig lange, kurze und steile – vor allem verbotene Wege – aus der Kindheit ausprobiert. Die Übenden können negative Erfahrungen im Training kompensieren. Dabei besteht eine Parallele zu dem von *C. G. Jung* geprägten Begriff der »kompensatorischen Wirkung« mancher Nachtträume:

Kompensatorische Wirkung

Die Kompensation zielt meist auf die Herstellung eines normalen seelischen Gleichgewichtes ab, ist also eine Art Selbststeuerung des psychischen Systems (Jung 1952).

Kreative Lösungen möglich

7. Sitzung: Schwierigkeit, Problem – Tür oder Tor. Nach Abschluss eines derartigen Oberstufenkurses mit sieben Doppelstunden sollte ein Teilnehmer in der Lage sein, sich im Training eine persönliche Schwierigkeit oder auch ein Problem vorzustellen, um auf diese Weise neue Ausblicke oder neue Wege zu finden.

 Fallbeispiel
Eine junge Gruppenteilnehmerin war voller Zweifel, welchen Beruf bzw. welche Ausbildung sie wählen sollte. Sie fand während der Übung »Tür und Tor« einen für sie deutlichen Hinweis, in welche Richtung sie sich weiter informieren und beruflich orientieren könnte.

Modell Dauergruppe

Die Dauergruppe als konstante Lebenshilfe

Der Gruppenkurs autogenes Training – Oberstufe ist nach 7 Sitzungen zu je 2 Stunden beendet. Interessierte Teilnehmer haben jedoch die Möglichkeit, sich einer halboffenen Dauergruppe anzuschließen. Diese Dauergruppe – sie ist eine sog. Selbsterfahrungsgruppe – trifft sich im Abstand von 4–6 Wochen. Sie umfasst im Allgemeinen 8 Teilnehmer. Das jeweilige Thema wird hier meistens von der Gruppe selbst bestimmt.

Folgende Themen werden vorgeschlagen, um nur einige zu nennen:
– Wasser,
– Flüsse,
– Meer,
– Gang auf einen Berg,
– Grenzen,
– Zeit,
– Baum,
– Erde.

Aber auch Themen mit Gegensatzpaaren werden gewählt:
– Ankunft und Abschied,
– Kommen und Gehen,
– Licht und Dunkel,
– Autonomie und Abhängigkeit .

Die Gruppenmitglieder erarbeiten gemeinsam verschiedene Deutungen, aus denen sich konstruktive Denkanstöße entwickeln können.

In diesen Gruppengesprächen wird deutlich gemacht: Erkennen eigener Schwierigkeiten und sie auch annehmen können, heißt noch nicht Behebung der Probleme. Aber in der reflektierenden Einsicht liegt ein Stück Akzeptieren von sich selbst und auch der anderen und damit ein erster Schritt zur Klärung.

Schlusswort

In dem vorliegenden Buch wurde versucht, die Arbeit mit dem autogenen Training darzustellen und sie mit Fallbeispielen und Berichten aus Kursen zu illustrieren. Es war dabei die Absicht, den Leser – sei er Laie oder Arzt, Neuling oder Bewanderter – sachgerecht über die Methode zu informieren.

An verschiedenen Stellen wurde daraufhingewiesen, dass die Einübung des autogenen Trainings nur mit Hilfe und unter Anleitung eines erfahrenen Gruppenleiters das optimale Erfühlen und Erfassen verspricht.

Autogenes Training ist kein Allheilmittel und keine Weltanschauung. Wer das annehmen sollte, hätte den Sinn dieses Buches missverstanden.

Jedoch kann die Methode – richtig angewandt – als eine Art geistiger Schulung auf dem Weg nach Innen weiterhelfen.

Literatur

Die Zahl der wissenschaftlichen Arbeiten über autogenes Training geht in die Tausende. Es werden daher hier nur einige wenige wesentliche Bücher und Arbeiten aufgeführt – ohne Anspruch auf Vollständigkeit.

1. Balint M (1970) Therapeutische Aspekte der Regression. Klett, Stuttgart
2. Barolin GS, Bartl G, Krapf G (1982) Spontane kontrollierte Altersregression im katathymen Bilderleben. Psychoth med Psychol 32:113–117. Thieme, Stuttgart
3. Barolin GS, Wöllerdorfer E (1987) Gruppenpsychotherapie mit integriertem Autogenen Training bei Senioren. In: Pesendorfer F (Hrsg.) Schriftenreihe Ärztliche Praxis und Psychotherapie, Band 2. Literas, Wien
4. Barolin GS (2004) Integrierte Psychotherapie – Was ist das? – Wo und wie kann es nützlich sein? Asanger Verlag, Kröning b. München
5. Bartl G (1984) Der Umgang mit der Grundstörung im katathymen Bilderleben. In: Roth JW (Hrsg.) Konkrete Phantasie. Huber, Bern
6. Biermann G (1978) Autogenes Training mit Kindern und Jugendlichen, 2. Aufl. Reinhardt, München, Basel
7. Binder H (1961) Kasuistische Beiträge zur Behandlung der Enuresis nocturna durch Autogenes Training der Mütter. Prax Psychoth 6:183–184
8. Binder H (1971) Seminar über Gruppentherapie mit dem Autogenen Training und Einführung in die Hypnose, 3. Aufl. Lehmann, München
9. Binder K (1986) Autogenes Training in der nervenärztlichen Praxis – mehr als ein Basispsychotherapeuticum, Schlesw. Holst. Ärzteblatt 10, 592, Dt. Ärzteverlag, Köln
10. Binder H, Binder K (1989) Autogenes Training – Basispsychotherapeuticum, Deutscher Ärzteverlag, Köln
11. Bitter W (1956) Meditation in Religion und Psychotherapie in: Geist und Psyche, Kindler Taschenbücher, München
12. Freud S (1946) Trauer und Melancholie, G.W.X (1915) Imago, London, 430
13. Ging I (1972) Das Buch der Wandlungen, Diederichs, Düsseldorf, Köln
14. Hoffmann B (1987) Handbuch des Autogenen Trainings, 7. Aufl., DTV, München
15. Hüther G (2002) Biologie der Angst, 5. Aufl. Sammlung Vandenhoek
16. Iversen G (1969) Erfahrung mit dem Autogenen Training in der Gruppenarbeit, Dt. Ärzteblatt 66, 1924–1929
17. Jung CG (1952) Symbole der Wandlung, Rascher, Zürich
18. Ken Wilber (1985) in: Psychologie in der Wende, Roger N. Walsh – Francis Vaughan (Hrsg.), Scherz, Bern, München, Wien, 129
19. Kraft H (1989) Autogenes Training – Methodik, Didaktik und Psychodynamik, 2. Aufl., Hippokrates, Stuttgart
20. Krapf G (1970) Gedanken zum Autogenen Training – Praktische Hinweise zur Zurücknahme, Prax. Psychoth. 15. Springer, Heidelberg, 180
21. Krapf G (1977) Autogenes Training in der ärztlichen Praxis – Gedanken und Erfahrungen. Fortschr Med 95:542–546, 592
22. Krapf G (1985) Das »autogene Grundprinzip« beim Autogenen Training. Prax Psychoth Psychosom 30:268–270. Springer, Heidelberg
23. Krapf G (1987) Die formelhaften Vorsatzbildungen des Autogenen Trainings. In: Pesendorfer (Hrsg.) Johann Heinrich Schultz zum 100. Geburtstag, 45–53. Literas, Wien

24. Krapf G (1989) Wesen und Wirkung der Oberstufe des Autogenen Trainings. Ärztl Prax u Psychother, 11. Literas, Wien
25. Kris E (1976) In: Heinz R: Über Regression. In: Psychologie des XX. Jhdts. II: 497. Kindler, Zürich
26. Kruse W (1980) Einführung in das Autogene Training mit Kindern. Dt. Ärzte-Verlag, Köln
27. Kruse W(1988) Entspannung – Autogenes Training für Kinder, 5. Aufl. Dt. Ärzte-Verlag, Köln
28. Langen D (1967) Die gestufte Aktivhypnose, 2. Aufl. Thieme, Stuttgart
29. Langen D (Hrsg.) (1976) Der Weg des Autogenen Trainings, 2. Aufl. Wissenschaftl. Buchges., Darmstadt
30. Leuner H (1988) Lehrbuch des katathymen Bilderlebens, 2. Aufl. Huber, Bern, Stuttgart, Toronto
31. Lindemann H (1974) Überleben im Streß – Autogenes Training. Bertelsmann Ratgeber, Gütersloh
32. Luthe W (Hrsg.) (1965) Correlationes psychosomaticae. Thieme, Stuttgart
33. Luthe W (1969–1973) Autogenic Therapy, Vol. I–IV. Grune & Stratton, New York, London
34. Polzien P (1955) Die Änderung der Temperaturregulation bei der Gesamtumschaltung durch das Autogene Training. Z Ges Exp Med 125
35. Prill HJ (1961) Das Autogene Training in der Geburtshilfe und Gynäkologie. Heilkunst
36. Rosa KR (1983) Das ist die Oberstufe des Autogenen Trainings. S. Fischer, Frankfurt
37. Rosa KR (1988) Das ist Autogenes Training, 5. Aufl. S. Fischer, Frankfurt
38. Rüegg CR (2003) Psychosomatik, Psychotherapie und Gehirn, 2. Aufl. Schattauer, Stuttgart
39. Stokvis B, Wiesenhütter E (1979) Lehrbuch der Entspannung, 4. Aufl. Hippokrates, Stuttgart
40. Schultz JH (1963) Seelische Krankenbehandlung, 8. Aufl., 289. Fischer, Stuttgart
41. Schultz JH (1976) Gehobene Aufgabenstufen im Autogenen Training. In: Langen (Hrsg.) Der Weg des Autogenen Trainings, 2. Aufl. 73–84. Wissenschaftl. Buchges., Darmstadt
42. Schultz JH (1987) Das Autogene Training – konzentrative Selbstentspannung (1. Aufl. 1932), 18. Aufl. Thieme, Stuttgart
43. Schultz-Zehden W (1978) Psychotherapie als unterstützende Maßnahme bei der Behandlung des primären Glaukoms. Augenspiegel 8
44. Thomas E (1978) Praxis der Selbsthypnose des Autogenen Trainings, 4. Aufl. Thieme, Stuttgart
45. Wallnöfer H (1966) Seele ohne Angst. Hoffmann und Campe, Hamburg. Albert Müller, Rüschlikon, Zürich 1988
46. Wallnöfer H (1966) Seele ohne Angst. Hoffmann und Campe, Hamburg. Albert Müller, Rüschlikon, Zürich 1988
47. Wallnöfer H (1972) Aufdecken durch Gestalten vor und nach dem Autogenen Training. In: Langen (Hrsg.) Hypnose und psychosomatische Medizin. Hippokrates, Stuttgart
48. Wallnöfer H (1973) Kathartisches und analytisches Geschehen im Autogenen Training. In: Binder H (Hrsg.) 20 Jahre praktische und klinische Psychotherapie. Lehmann, München
49. Wallnöfer H (1987) Die analytische Oberstufe des Autogenen Trainings. In: Pesendorfer (Hrsg.) Johann Heinrich Schultz zum 100. Geburtstag. Literas, Wien
50. Wallnöfer H (1989) Autogene Meditation – die analytische Oberstufe des Autogenen Trainings. Vortrag Therapiewoche Karlsruhe

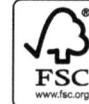

MIX
Papier aus verantwortungsvollen Quellen
Paper from responsible sources
FSC® C105338

If you have any concerns about our products,
you can contact us on
ProductSafety@springernature.com

In case Publisher is established outside the EU,
the EU authorized representative is:
**Springer Nature Customer Service Center GmbH
Europaplatz 3, 69115 Heidelberg, Germany**

Printed by Libri Plureos GmbH
in Hamburg, Germany